中国蒙医药文化发展史

佘广宇◎ 主编

内蒙古人民出版社

图书在版编目（CIP）数据

中国蒙医药文化发展史 / 佘广宇主编 . –– 呼和浩特：
内蒙古人民出版社 , 2025.1

ISBN 978-7-204-17727-1

Ⅰ . ①中… Ⅱ . ①佘… Ⅲ . ①蒙医－医学史 Ⅳ .
① R291.2

中国国家版本馆 CIP 数据核字 (2023) 第 193403 号

中国蒙医药文化发展史

ZHONGGGUO MENGYIYAO WENHUA FAZHANSHI

作　　者	佘广宇	
策划编辑	王　静	
责任编辑	海　日	
封面设计	琥珀视觉	
出版发行	内蒙古人民出版社	
地　　址	呼和浩特市新城区中山东路 8 号波士名人国际 B 座 5 楼	
网　　址	http://www.impph.cn	
印　　刷	内蒙古恩科赛美好印刷有限公司	
开　　本	710mm×1000mm　1/16	
印　　张	16	
字　　数	220 千	
版　　次	2025 年 1 月第 1 版	
印　　次	2025 年 1 月第 1 次印刷	
书　　号	ISBN 978-7-204-17727-1	
定　　价	88.00 元	

如出现印装质量问题，请与我社联系。联系电话：（0471）3946120

编委会

序

　　党和国家历来十分重视包括民族医药在内的民族文化遗产的继承和发扬，同时在当代社会发展中，蒙医药既作为文化遗产，又作为具有广阔前景的经济产业，在现代化中国社会中占有重要的地位。作为中国本土的医药，蒙医药文化是中国文化遗产的重要组成部分，其传承的传统技艺、实物资料都是珍贵的文化资源，在当今社会发挥着服务社会、保障民众健康的重要作用，在民族健康产业领域有着深远的影响，是振兴民族健康产业的重要支柱，为"健康中国"战略助力，也是内蒙古贡献给中国乃至全世界的重要文化遗产和资源。

　　蒙医药文化是蒙医药企业重要的无形资产，是企业对文化建设的重要贡献，因此，企业的蒙医药历史文化，也是企业存在与发展的重要前提。通过对蒙医药悠久深厚历史文化的研究挖掘，有助于推动蒙古族与北方民族历史文化的研究，有助于促进当代卫生健康事业的进步，有助于提升蒙医药企业文化的建设水平。蒙医药学是在中国北方游牧经济基础上，吸收借鉴了中原地区、青藏地区，乃至于世界其他地区医学而产生和发展的传统医药学。内蒙古是蒙医药的重要发源地之一，是蒙医药发展历史上的核心地区，蒙医药文化也是内蒙古地域文化中的重要组成部分，是北疆文化地域特质的典型体现。以内蒙古天奇蒙药集团有限公司为代表的现代化蒙药生产企业，在国内外拥有很深的影响力。他们共同致力于传承优秀传统文化，为百姓谋幸福，为全人类的健康长寿贡献自己的力量。

内蒙古自治区社会科学院在哲学社会科学领域，特别是北疆文化方面拥有着深厚的智力资源和研究成果储备，具有服务地方、促进社会发展的职能。在新时代发展的形势下，我们要为构建具有中国特色的哲学社会科学学科体系、学术体系、话语体系而努力，要将内蒙古社科院建设成为有竞争力、有影响力的基础理论研究基地和应用对策研究基地。这次内蒙古自治区社会科学院与内蒙古天奇蒙药集团有限公司合作的重大项目，就是以内蒙古自治区社会科学院北疆文化研究中心为主要依托，并联合其他相关科研力量来开展的科研项目。

内蒙古自治区社会科学院与内蒙古天奇蒙药集团有限公司联合攻关重大课题"蒙医药社科类研究工程"是内蒙古自治区社会科学院以"院企合作"模式从事哲学社会科学研究、服务社会、发挥智库作用所开启的新篇章。课题吸收内蒙古自治区社会科学院、内蒙古天奇蒙药集团有限公司、鄂尔多斯博物院、中国社会科学院中国边疆研究所、塔里木大学、赤峰学院、内蒙古博物院、内蒙古自治区综合疾病预防控制中心、沈阳师范大学、内蒙古民族大学、金陵科技学院、内蒙古民族大学附属医院、内蒙古医科大学等高校、科研单位、文博单位、医药行业的多方学术力量参与其中。这不仅是内蒙古自治区社会科学院开展哲学社会科学研究的新视角与新思路，同时也是内蒙古自治区社会科学院依托民族历史文化领域的基础研究，直接参与经济社会建设的一次尝试。

目 录

CONTENTS

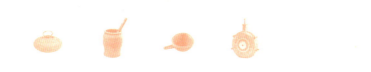

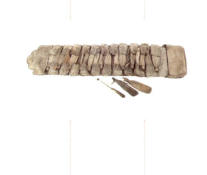

绪 论

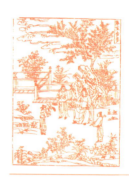

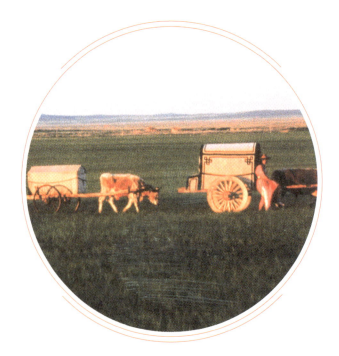

蒙医药是蒙古族文化遗产的重要组成部分，也是中华民族传统医学宝库中的一颗璀璨明珠。蒙医药是蒙古族在长期的生产生活实践中产生并逐渐发展的一门传承了各民族传统的医药科学。我们今天所说的中国北方草原地带，主要指的是北起

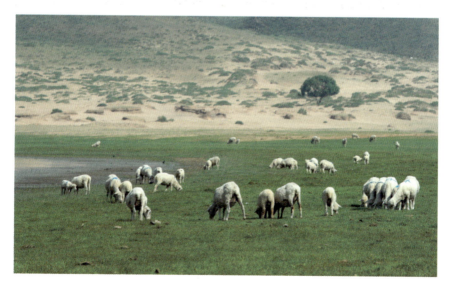

中国北方草原景观

蒙古高原南侧，东达大兴安岭，西至阿尔泰山以东，南到内蒙古南端与部分省区相邻地带。历史上的范围更加广阔，包括了整个蒙古高原。这一广大地区是以草原、沙漠、戈壁为主要地貌特征的地理区域，历史上都是以游牧民族为主体的生活区域。蒙古族是这些游牧民族的重要组成部分，是杰出代表之一。

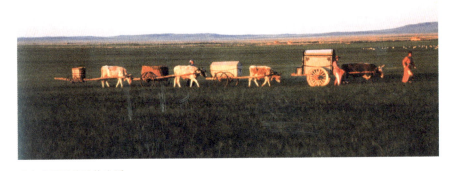

逐水草而居的游牧生活

在中国北方草原广袤的土地上，有着种类丰富的动植物资源，也有各种名贵的药材，如肉苁蓉、甘草、野杏仁、鹿茸、锁阳等，蒙医药就是在这片富有特色的草原地区产生并发展壮大的，是以北方草原民族为主体产生发展起来的民族医药文化，它在中国传统医药中占有重要地位，在全球医药卫生健康事业中也是璀璨耀眼的文化遗产之一。

在史前时期乃至后来漫长的各个历史时期，医药多与巫术关系密切。从人类学视角，学者多关注巫术与治疗仪式、信仰的关系。学术界从历史学的视角，多关注中国古代巫术与医药的关系。医药中的民俗思维，与巫术的历史是分不开的。《山海经·海内西经》中记载："开明东有巫彭、巫抵、巫阳、巫履、巫凡、巫相，夹窫窳之尸，皆操不死之药以距之"[1]，讲的是巫者行医的事迹，《吕氏春秋·勿躬》有"巫彭作医"[2]的记载，《黄帝内经·灵枢·贼风》也说道："先巫者，因知百病之胜，先知其病之所从生者，可祝而已也。"[3]英国社会人类学家、功能学派创始人之一马林诺夫斯基把医疗看作是人类文化制度的一部分，将功能主义的视角与健康、疾痛及治疗联系起来，认为疾病认知与医疗体系的功能就是要满足疾病引起的生理、心理需要。[4]蒙医药最初也是如此，巫医不分的时代持续了很长的一段时间。

随着人们生产生活经验的积累和丰富，中国古代北方各民族对各种疾病的诊断治疗方法、对各种药物的识别应用以及临床经验等都有所发展，为蒙医药学的最终形成奠定了基础。到了元朝时期，蒙医药出现了大发展、大繁荣，这一时期也是蒙医药正式形成的时期。13-14世纪，蒙古族兴起后，蒙古铁骑在东西跨越万里的欧亚大陆上纵横驰骋，率先在漠北建立

---

[1] 佚名 著，李润英、陈焕良 译注：《山海经》，长沙：岳麓书社，2006年，第306页。

[2] 许维遹 著，梁运华 整理：《吕氏春秋集释》，北京：中华书局，2009年，第450页。

[3] 傅景华 点校：《黄帝内经灵枢》，北京：中医古籍出版社，1997年，第85页。

[4] 马林诺夫斯基 著，李安宅 译：《巫术科学宗教与神话》，北京：中国民间文艺出版社，1986年，第5-30页。

大蒙古国,半个世纪以后,又在此基础上建立元朝,开创了中国历史上的第三次大一统局面。元朝时期,东西方经济、文化交往格外频繁,这一时代是蒙古族历史上比较重要的时代,也是蒙古族文化大放异彩、兼容并包的时代。这一时期,伊斯兰医药学知识开始大规模传入中国,对蒙医药的影响深远。同时,在蒙古族兴起和发展壮大的历史进程中,不断吸收中原汉地的传统中医药文化,经过官方和民间共同的推广和使用,形成了一个具有完整理论和丰富临床实践经验的医学门类——蒙医药学。

到了明清时期,我国北方草原地区在接受藏传佛教的同时,蒙医吸收了藏医的基础理论和医疗经验,又吸收了源自印度医学部分理念,使得蒙医药获得了极大的发展,也使体系更加完整、理论更加丰富、临床实践分类更加多样。到了近现代,由于社会动荡不安,蒙医药发展有所迟滞。进入当代之后,由于国家的重视,蒙医药进入飞速发展时期,建立健全各类蒙医药卫生机构、设立蒙医药研究机构,大力培养蒙医药技术人才,提高蒙医待遇,陆续开展各项研究,为各族人民的健康发挥了重要的作用。

蒙医药的核心内涵源于生活在蒙古高原上以蒙古族为代表的草原诸游牧民族在长期生产生活中总结的医疗卫生经验,同时吸收了中原汉地的传统中医药、西域回回医药、藏医学、印度医学而形成的一门独具特色的医药学体系。蒙医药分为蒙医学和蒙药学，合起来称为蒙医药。作为蒙医，即使用蒙古族传统医学方法来治疗疾病，掌握蒙医技术的医者大部分为蒙古人，但也有其他民族。蒙药是指在蒙古族医学理论下配置和应用的药物，其中部分药材来自草原，或是由蒙医发现引入蒙药体系中的其它地区的药材。

蒙医药文化是蒙古族文化中不可或缺的组成部分，亦是中华民族优秀传统文化的重要组成部分。蒙医药在蒙古族漫长的历史进程中发挥了不可磨灭的作用，蒙古族作为中华民族大家庭中的一员，其创造传承的文化也是中华文化的重要组成部分。文化指的是人类在社会发展中创造出来的所有物质和精神财富的总和。文化见证着一个地域、一个民族生存发展的历史，是文化的承载者同自然作斗争、求得生存与发展的宝贵经验，蒙医药文化产生、发展、繁荣的历史同样如此，是蒙古族人民在漫长的生产生活实践中，为了求得生存与发展、维持生命、守护蒙古族人民卫生健康的历史过程中逐渐产生，并经过历代蒙古族劳动人民和知识精英的总结、归纳、升华，逐渐形成一个完备的理论和实践并重的，为各民族人民服务的卫生健康知识体系，从而形成了内涵丰富、特征明显，历经千年发展到今天依然富有鲜活生命力的蒙医药文化。

蒙医药文化具有原创性特征。首先，表现在蒙医药具有浓厚的草原游牧文化背景。蒙药植物药材，比较鲜明地体现了草原特色，是草原文化中的重要元素——典型游牧生产生活方式的集中体现。《饮膳正要》中主要记载的植物药材有八旦杏、人参、杏仁、山枣、肉苁蓉、石榴、甘草、五味子、黄果、荜茇、良姜、干姜、茴香，这些都是蒙药的常用药材来源，此外还有牛黄等动物类药材，这一显著特点使得蒙医药与其他医药学区别开来。原创性的另一个具体体现就是蒙医药在历史发展过程中形成了一些独特的治疗技术，如蒙医正骨术、腹罨疗法、艾灸疗法和放血排淤疗法等，都是蒙古族人民在特定环境和特定条件下发明创造的医疗技术，这些技术作为传统技艺，成为优秀的民族文化遗产，其不仅仅具有科学技术史上的意义，更具有文化方面的意义，今天的我们能够从中了解和认识蒙医药文化视角下的草原民族的漫长发展历史。

蒙医药文化具有开放性的特征，具体表现就是多元融合。蒙医药是以蒙古族原有的民间传统疗法为基础发展而来的。传统的蒙医药是在吸收藏医学、中医学和古印度医学等传统医药学理论和经验上形成的，当代蒙医药又吸收了西医的技术与方法。因此，纵观蒙医药的形成、发展、兴盛的演变历史，可以看出蒙医药从未封闭起来搞自我发展，而是始终保持了开放的特性。开放性特征意味着蒙医药文化必然是兼容并蓄、海纳百川，也意味着蒙医药文化能够与时俱进，具有鲜活的生命力。

蒙医药文化具有系统性的特征。蒙医药系统完备，有理论、有教育、有从业人员、有机构。蒙医药理论是从"天命观"开始的，对生死、疾病都有认知。蒙医药从元朝开始就有了完备的学校教育，三皇庙的建立标志着元代医学教育体系的建立，蒙医作为其中一份子，从一开始就建立了自己的教育体系。元代的医疗机构完备，元明以来藏传佛教传入蒙古地区后，医疗机构与医学教育为寺院把持，因此蒙医药从一开始就具有系统性的特征，从业人员也有稳定的传承体系。

蒙医药文化具有丰富性的特征。丰富性具体表现在形式与内涵的丰富性，通观蒙医药发展的历史可知，蒙医药文化传承主要依靠重要医师、机构保障和典籍记录三种，历代涌现了许多卓有成就的蒙医药学医师，医师来自蒙古、汉、回、藏、满等多个民族，医师既有宫廷医官、士人，也有来自民间的名医名家代表，更有药学、卫生和科学技术方面的专家。机构保障主要体现在元朝时期设立了一系列掌管医学的机构，明清时期的藏传佛教寺庙又成为极其重要的蒙医药机构，在机构及其有序的管理、扶持下，为蒙医药文化的持续稳定和长足发展奠定了坚实的基础。

综上所述，蒙医药学历史悠久，内容丰富，具有鲜明的民族特色和地域特色，同时又博采众长，集民族医药之精华，以其完整的理论体系和独特的临床效果成为我国传统医学的重要组成部分。

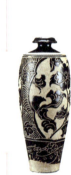

第一章

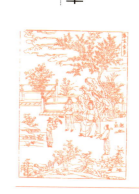

十三世纪以前的
北方民族医药文化

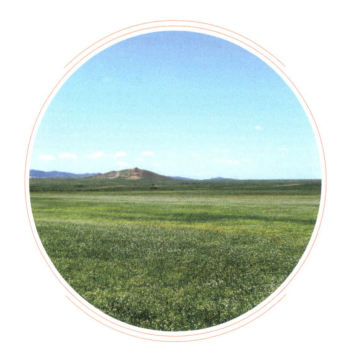

13世纪初，蒙古族兴起于中国北方草原地区，是北方民族中重要的一支。北方民族的文化有其自身的传承性，这种传承中的许多因子往往不受政权更替等因素的影响，他们的思想观念、文化习俗等都具有超部族、超地域的特性，"他们的经

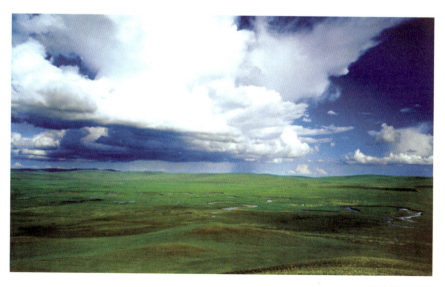

蒙古高原风光

济生活方式一般不会变化，惯有的生活与文化习俗会稳定、不变地持续下去。"[1] 医药文化作为一种文化形态，也存在着继承与创新，蒙医药文化就是在早期北方民族医药文化的基础上发展起来的。

第一节　东胡、匈奴时期的医药文化

夏商周时期生活在中国北方的游牧部族主要有荤粥、猃狁、犬戎、土方、鬼方、戎、狄等，这些部落渐趋强大，与中原地区的交流也日益频繁。犬戎攻破镐京，都城被毁，周平王被迫迁都洛邑，自此开启了东周的历史。春秋初年，活动在燕国北部的山戎已经发展得相当强盛，山戎社会经济属于半农半牧生产方式，他们开始逐渐认识草原上的动物和植物，并开始驯化、培植和栽种，戎葱和大豆就是山戎人发现的。鲁庄公三十年（公元前664年），山戎伐燕，齐军救燕。齐桓公北伐山戎，率军行数千里，打败了山戎，同时又灭掉令支、孤竹两大部族。山戎衰落后，先后崛起了两支以游牧为主要生产生活方式的部族，西部以匈奴为代表，东部的则被称为东胡。

战国中期，北方草原诸游牧部族，时常南下进击中原，对中原诸政权时常造成威胁。因此，战国时期北方诸侯国为

---

[1]　韩茂莉：《历史时期草原民族游牧方式初探》，《中国经济史研究》，2003年第4期。

了抵御入侵，修建了长城。秦统一六国后，在原来战国长城的基础上修缮增筑，建成新的长城防线。自此，以长城为界，北方强大起来的匈奴与中原地区形成对峙局面。楚汉相争之时，匈奴抢占月氏人的领土，东面打败了东胡，控制了长城以北的广大北方草原地区，建立起一个统一的游牧政权，这也是中国北方草原地带建立的第一个统一的具有游牧汗国性质的地方政权。匈奴在大漠南北活跃了约三百年，与两汉王朝交流频繁，故这一时期中原地区的文献典籍中留下了东胡、匈奴时期关于医药文化的记载，为后人所熟知，这也是目前我们研究蒙医药文化的宝贵资料。

一、匈奴时期的巫医

《史记·匈奴列传》中记载了匈奴人关于社会生活习惯、生产和习俗方面的情况："匈奴，其先祖夏后氏之苗裔也，曰淳维。唐虞以上有山戎、猃狁、荤粥，居于北蛮，随畜牧而转移。其畜之所多则马、牛、羊，其奇畜则橐驼、驴、骡、駃騠、騊駼、驒騱。逐水草迁徙，毋城郭常处耕田之业，然亦各有分地。毋文书，以言语为约束。儿能骑羊，引弓射鸟鼠；少长则射狐兔：用为食。士力能毋弓，尽为甲骑。其俗，宽则随畜，因射猎禽兽为生业，急则人习战攻以侵伐，其天性也。其长兵则弓矢，短兵则刀鋋。利则进，不利则退，不羞遁走。苟利所在，不知礼义。"[1] 可见，匈奴过着逐水草而居的游牧生活。在匈奴人的精神世界中，萨满教是他们的信仰。萨满教是北方游牧民族最早信仰的原始宗教，也是蒙古族最早信仰的宗教。古代史官不用"萨满"这个名词，在文字上只称其为"巫"。在匈奴时代，巫的地位很高。匈奴出兵之前都要举行"祠兵"仪式，祈祷军士出征能够旗开得胜，这其中即有"巫"的身影："单于遗天子马裘，常使巫祝之。"[2] 他们还会请巫师施法诅咒敌军，据《汉书·西域传》记载，"闻汉军当来，匈奴使巫埋羊牛所出诸道及水上以诅军。"[3] 汉军一直不明白这一行为的用意，后来一个投降的匈奴人说明了原委，原来这是匈奴巫师对汉军施展咒术，即"缚马者，诅军事也。"[4] 萨满巫师的进言对单于的决策有着重要的影响，如《汉书·匈奴传》记载："贰师在匈奴岁余，卫律害其宠，会母阏氏（匈奴称妻子为阏氏）病，律饬胡巫言先单于怒，曰：'胡故时祠兵，常言得贰师以社，今何故不用？'于是收贰师，贰师骂曰：'我死必灭匈奴！'遂屠贰师以祠。"这里"巫"就指"萨满"，"饬与敕同。"[5] 可见，"巫"在匈奴社会中占有非常重要的地位和作用。

　　萨满教之所以得到人们的信赖和拥护，除了萨满文化积

[1] （汉）司马迁：《史记》卷110《匈奴列传》，中华书局，2014年修订本，第3483页。
[2] （汉）班固：《汉书》卷96《西域传》，中华书局，1962年，第3913页。
[3] （汉）班固：《汉书》卷96《西域传》，中华书局，1962年，第3913页。
[4] （汉）班固：《汉书》卷96《西域传》，中华书局，1962年，第3913页。
[5] （汉）班固：《汉书》卷94上《匈奴传上》，中华书局，1962年，第3781页。

累了丰富的生产生活经验,在平时的观察中也积累了各种常识,粗知自然变化、社会发展和事物进化的规律,善于观察人的心理状态,预料一般事物发展变化的结局外,更是因为他们掌握了一些医药知识,结合使用精神疗法和药物疗法。《多桑蒙古史》中说:"萨满者,其幼稚宗教之教师也。兼幼人、解梦、卜人、星人、医师于一身。"[1] 可见萨满是集占卜、医生为一体的,而这一时期的匈奴社会也处于巫医不分的阶段。自然条件的恶劣,疾病的频繁发生,使治病求医成了部族成员的平常之事,为族人治病是萨满最普通的活动,萨满医药与疗术颇受推崇和认同。正因如此,萨满医药与疗术才逐渐传入民间,成为人们治病保健的良方。同时,萨满又不断地将民间的医药、验方吸收并应用于萨满治病中,从而形成了相互交融的良性互动。

　　《汉书·苏武传》中记载了匈奴救治重伤的苏武一事:"(苏武)引佩刀自刺。卫律惊,自抱持武,驰召醫。"[2] 汉武帝天汉元年(公元前100年),苏武受汉武帝之命出使匈奴。出使期间,和他一起出使匈奴的副使张胜与此前被匈奴俘虏的缑王、虞常合谋劫持单于之母阏氏归汉,不料事情败露,苏武受到牵连。匈奴意图逼迫苏武投降,苏武不肯屈服,因此持刀自杀,被卫律救下。之后苏武被匈奴流放到北海(今贝加尔湖)

[1] [瑞典]多桑:《多桑蒙古史》,中华书局,1962年,第51页。
[2] (汉)班固:《汉书》卷54《苏武传》,中华书局,1962年,第2461页。

边牧羊，声称要公羊生子方可释放他回国。苏武因此留居匈奴十九年，至汉昭帝始元六年（公元前81年）才获释回汉。苏武因持节不屈，受到汉匈两方的敬重，名重一时。《汉书》称赞苏武："使于四方，不辱君命。"[1] "苏武牧羊"的故事也成为坚贞不屈的象征，为后世所传颂。《汉书》提及苏武引刀自杀后，匈奴有"驰召毉"的行动，这里的"毉"，可能就是上述所说的萨满教的巫。林幹先生的《匈奴史》中也认为，这里的"毉"应是对匈奴实施医疗救治者的称谓，兼管医药、伤病等，或可称巫医、萨满医生等。[2] 《后汉书·寘国传》中也称匈奴医生为"胡医"，但这里的"毉""胡医"，并不能代表匈奴此时已经有医官和医疗体系，仅仅是在其社会中有可以治病之人的证明。

匈奴社会中巫医不分的情况在北方草原诸多游牧部族中都有存在，如契丹族笃信巫术，辽穆宗就曾让一个叫肖古的女巫制作延年益寿的仙药，但是要用男人的胆做药引，并因此杀害了很多无辜的人，直到穆宗"觉其妄"[3]，才将女巫肖古处死。《大金国志》也记载了女真人笃信巫医的情况："其疾病无医药，尚巫祝，病者杀猪狗以禳之，或用车载病者入深山大谷以避之。"[4] 在蒙古族早期历史中也有类似记载，早在成吉思汗

[1]（汉）班固：《汉书》卷54《苏武传》，中华书局，1962年，第2469页。

[2] 林幹：《匈奴史》，内蒙古人民出版社，1977年，第151页。

[3]（元）脱脱等：《辽史》卷6《穆宗本纪》，中华书局，2016年修订本，第82页。

[4]（宋）宇文懋昭：《大金国志》卷39《初兴风土》，齐鲁书社，2000年，第286页。

三世祖合不勒汗时期，合不勒汗的亲戚患病没有请医师救治，而是专门到塔塔儿，请来塔塔儿部的萨满看病[1]。由于这位萨满不仅没能治好合不勒汗亲戚的病，反而病重而亡，这件事引发了双方之间的战争。

二、匈奴时期的医疗方法

（一）热敷法

关于匈奴社会中的医疗救治方法，《汉书》记载匈奴巫医治疗苏武的全过程："凿地为坎，置煴火，覆武其上，蹈其背以出血。"[2] "煴火"，即初燃未旺有烟无焰之火。"蹈其背"，杨树达先生对这段话作如此解释："背不可蹈，况在刺伤时耶！'蹈'当读为'搯'……搯背者，轻叩其背使出血，不令血淤滞体中为害也"。[3]《辞海》中也有类似解释："搯又可解作用手指轻按。"《汉书》中匈奴巫医对苏武的急救记载十分简略，很多细节方面不甚明了。无独有偶，甘肃省博物馆和武威县文化馆合编的《武威汉代医简》第 48、49 简中说："去中令（冷）病后不复发方：'穿地长与人等，深七尺，横五尺，用白羊矢（屎）于之十余石，置其坑中，从（纵）火其上，羊矢（屎）皆索（燃）；横木坑上，取其卧人；卧其坑上，

[1] [波斯] 拉施特：《史集》第一卷，第二分册，商务印书馆，1983 年，第 50—51 页。

[2] （汉）班固：《汉书》卷 54《苏武传》，中华书局，1962 年，第 2461 页。

[3] 北京大学中国文学史教研室 选注：《两汉文学史参考资料（下册）·苏武传》，中华书局，1990 年，第 549 页。

热气尽及止，其病者慎出勿得出见'"。[1]从这条材料可以看出，此法与匈奴巫医急救苏武的方法非常相似。

我们知道，汉匈之间交流频繁，在交往交流过程中医药疗法之间互相影响是合乎常理的。如果是这样的话，那么匈奴巫医急救苏武用的煴火的燃料应该就是干白羊屎。根据秦汉古医书的记载，羊屎被认为是治刀伤的良药。长沙马王堆汉墓出土的帛书《五十二病方》的"治诸伤方"中有："以刃伤，燔（烧）羊矢（屎），傅（敷）之。"羊屎在北方游牧部族地区最为常见，将之燔烧后敷于刀伤患处，可以使伤口痊愈，这与蒙医药学中的热敷疗法非常相似。

综合上述史料来看，当时匈奴巫医救治苏武的具体方法是：在地面上挖一个大坑，长度大概与人体相等，坑中放入干白羊屎焚烧，燃烧时保持有烟无焰的煴火，然后在坑上横放些木料，将苏武面向下放置在横木上，使烟能熏到受伤处，同时在他背上轻轻按摩，使血液不致淤积于胸腔内。这样，苏武虽已气绝，又渐恢复呼吸了。以现代医学知识而言，这种疗法也有一定道理：首先，在严寒中用热熏疗法，可使因受外伤大量失血昏迷的病人迅速恢复和保持体温，这对防止循环衰竭以及重要器官的血流灌注是十分有利的；其次，烧白羊屎有止血愈伤的作用，用大量羊屎烧烟热熏，能及时防止继续大出血；再

[1] 甘肃省博物馆、武威县文化馆合编：《武威汉代医简》，文物出版社，1975年，第8页

者，由于胸部受伤，令病人采取俯卧位，并在背部进行按摩（或轻叩），可让淤血慢慢从胸部流出，不致引起内窒息。而按摩（或轻叩）又可以促进血液循环和心脏功能恢复，从而使病人逐渐恢复呼吸。正是这种急救方法救活了重伤的苏武，继而谱写了一曲守节不屈的千古绝唱，成为了中国历史上家喻户晓的人物。

从匈奴巫医救治苏武的事例中可以看出，热熏这类热疗法很早就在北方草原民族中流传，后来也逐渐演变为热敷疗法，这与北方草原地区山高地寒的特点有关，也与火的使用有关。人们在实践中发现，用火烤身体可以让人感觉更为舒适，进而治疗某些疾病，这种原始疗法逐渐发展成为热熏、热敷法。此外，这种热敷法也与匈奴人崇拜的萨满有关。在萨满教的观念中，火仅次于天地的位置，他们把火视作圣洁的象征，认为火具有去污除灾的能力，每年都对火神举行隆重的祭祀活动。祝辞曰："火神米荣扎呀！把坚硬化为松软，把黑暗变为光明，祈求您赐予最大的福分，让我们在这幸福中永生！"萨满教关于火的朴素认识，以及民间流传的由火的温热刺激使身体某一部位的病痛得到缓解或治愈等，促进了热敷疗法的发展。《汉书·苏武传》记载的匈奴巫医急救苏武的事例，显然表现了这类疗术的特点。

（二）针刺放血疗法

内蒙古鄂尔多斯达拉特旗匈奴墓葬中曾出土铜砭针，据学者考证，这可能就是用于针刺放血的工具。鄂尔多斯一带还出土了匈奴时期的青沿针，这说明针刺疗法在匈奴时期就已经被使用。实际上，针刺疗法其实可以追溯到新石器时代，1963年在内蒙古多伦诺尔一个新石器时代的墓穴中发现了长4.5cm、一端是圆刃、另一端是削尖形的石针。这种工具扁平有半圆形刃的一端，可以切开脓肿，另一端呈锥形作针刺用，经考证被确认为是针刺的原始工具——砭石。

蒙医传统疗法中，还有一种沿用至今的放血疗法，又称"哈那忽"疗法，即适当放出病血（恶血），以达到预防和治疗疾病的目的，其治疗方法即为用针具刺破或是划破人体特定的穴位和一定的部位，让血液流出，以达到缓解疼痛、清热消积、让人耳清目明等作用，这一疗法中所使用的器具与内蒙古鄂尔多斯达拉特旗匈奴墓葬中出土的铜砭针、内蒙古多伦诺尔新石器时代墓穴中出土的砭石几乎一致。众所周知，古代北方游牧民族饮食多以肉食、奶食为主，这些食物容易让人内热过盛，而古代北方游牧民族的生产生活方式随畜牧而转移，为了应对迁徙中的生活要求，其使用的医疗手段必须简便、速效，上述针刺放血疗法简单易操作，见效快，器具携带简便，因此有学者认为，北方草原先民在新石器时代甚至是更早就开始制造并运用针刺放血等外治疗法，到了匈奴时代，针刺放血疗法依然沿用下来，并逐渐成为蒙医疗法中重要的组成部分，这对于我们进一步研究蒙医传统疗法提供了可靠的依据。

三、匈奴时期对草药的认知及应用

匈奴人活动的蒙古高原上拥有丰富的森林与草类资源，为匈奴人采集野菜、野果、植物根茎、菌类等提供了便利条件，同样，也成为匈奴人食物来源的重要补充。匈奴人在觅食充饥与治疗疾病的过程中对草原药用植物有了一定的认识，并在长期实践中积累了一定的药物知识。《魏书·匈奴宇文莫槐传》记载："匈奴宇文莫槐，出于辽东塞外，其先南单于远属也，世为东部大人……秋收乌头为毒药，以射禽兽。"[1] 可见，早在匈奴时期，人们就已经会在箭镞上涂抹乌头毒制作毒箭射猎禽兽。这一记载也说明，毒药作为药的一个种类已经被匈奴人所掌握。匈奴人射猎是为了食用，因此，如何处理被毒死的动物尸体，及去除毒性的办法应该也在其掌握之中。由此推知，早在匈奴时期，北方草原上的民众已经对草原上的植物有很深的认知，且会利用植物的特性，将其运用在生产生活和治疗疾病中。

匈奴医方目前仅有一处可见："匈奴医生使用毒药，并将礜石、肉桂、附子、干姜各二两，研细作蜜丸，治疗寒性赫依结。"[2] 后此方传入中原地区，以"匈奴露宿丸"而驰名，再后来该方被中医著作《千金要方》所记载，故而流传下来。

---

[1] （北齐）魏收：《魏书》卷103《匈奴宇文莫槐传》，中华书局，1974年，第2304页。

[2] 孙思邈：《备急千金要方》卷16，人民卫生出版社，1955年。

第二节 乌桓、鲜卑时期的医药文化

与匈奴同时代的东胡主要活动在今内蒙古东部老哈河上游至辽宁大小凌河流域，最早见于《逸周书·王会解》。战国时期，东胡拥有"控弦之士二十万"，经常侵掠威胁燕、赵等国。燕国为避免遭到东胡的侵扰，就将燕国名门望族的年轻将领秦开送往东胡作人质，以求休兵。正是这次机会让秦开掌握了东胡的风土人情和军事地理等情况。秦开归国后，率军击东胡，辟地千余里，设置五郡，并修筑燕北长城。东胡也曾与赵国长时期争夺代地。赵惠文王二十六年（公元前 273 年），赵国收取被东胡掠取的代地。东胡南下落败后，开始与西部的匈奴争夺土地和人口。公元前 206 年，东胡被匈奴冒顿单于击败，余众臣服于匈奴，每年向匈奴交纳牛、马、羊皮张等"皮布税"。但随之东胡内部也开始分裂，分成乌桓、鲜卑。

乌桓在南，即今老哈河流域，临近于汉朝北方五郡。鲜卑在北，即今西拉木伦河流域。乌桓南迁后，鲜卑也向南迁徙，占据了乌桓故地。相比于乌桓，鲜卑距中原较远，与中原王朝发生联系的时间也比较晚。乌桓的社会经济是以畜牧业为主，狩猎业、农业并举。乌桓人善骑射，随水草放牧，弋猎禽兽，在水土适宜的地方种植穄（糜子）、东墙（东墙似蓬草，实如葵子）等农作物，根据乌兽孕乳期区分四季，以布谷鸟的鸣叫声确定耕作时节，适时从事粗放式耕作。乌桓社会的基层组织是邑落，邑落各有小帅，数百千落自为一部，部落内有勇有谋者被推举为首领，称"大人"，大人一职不得世袭。鲜卑的社会生产方式、族群结构与之相似。

一、乌桓、鲜卑时期的疾病观

传统的宗教信仰关注对待生命与生活的观念，具体表现为他们面对生命以及疾病的态度，这一态度从根本上影响了医药文化的发展方向与特征。乌桓、鲜卑等部族信仰萨满教，巫（萨满）的社会地位很高，他们会参与到祭祀、民俗活动、医疗、婚丧嫁娶等民众生活的方方面面，是这些活动的组织者和实施者，因此他们的观念对民众的影响很大。萨满教认为："一个人的'吉雅'（蒙古语"天命"）是永恒不变的，生是如此，而死后到了彼岸世界亦是如此。"[1]因此，疾病和死亡都是天命，天命不可违，一切都要顺应天意。在这一宗教观念的影响下，乌桓和鲜卑两个民族对生死、灵魂都有着自己的认知，《后汉书》卷90《乌桓鲜卑列传》记载："贵少而贱老……俗贵兵死，敛尸以棺，有哭泣之哀，至葬则歌舞相送。肥养一犬，以彩绳缨牵，并取死者所乘马衣物，皆烧而送之，言以属累犬，使护死者神灵归赤山。赤山在辽东西北数千里，如中国人死者魂神归岱山也。敬鬼神，祠天地、日月、星辰、山川及先大人有健

[1] 蒙和巴图，博·那顺 编：《蒙古民族哲学及社会思想史》，内蒙古人民出版社，2016年，第120页。

名者。祠用牛、羊，毕皆烧之。"[1] 可见，乌桓、鲜卑人崇拜太阳、天地、山川等，同时有灵魂不灭的观念，要祭拜"先大人有健名者"。祭祀时主要使用牛羊，这与其游牧和射猎的社会经济生活有着密切的联系。

与这种信仰相关的习俗，主要有"饮食必先祭"，身患疾病时"及祝天地山川之神，无针药"[2]。"祝"，有祷告祝愿之意。也就是说，乌桓人身患疾病时，当使用其本族传统的方法医治无效时，只能命系于天，这是其信天、敬天的一种反映。在人类对疾病的认识处于模糊不清、医无所求的情况下，听天由命是一种无力的选择，而"祝"与"天地山川"则揭示了一种寄托、企盼的心理。可见，乌桓人在对待疾病方面，在没有任何办法的情况下才告命于天，寄希望于宗教的保佑。[3] 但实际上，乌桓及鲜卑族群也是有一些积极的治疗方法的。

二、乌桓、鲜卑时期的医疗方法

乌桓、鲜卑生活的北方地区，气候寒冷，与匈奴一样，乌桓、鲜卑以庐帐为居室，既无火炕，又无床铺，席地坐卧，以肉食、奶和奶制品作为日常饮食，故民众易患寒湿性胃肠道疾病。乌桓、鲜卑人在对待这类病痛时，继续沿用自匈奴时起就有的热

---

[1]（南朝宋）范晔：《后汉书》卷90《乌桓鲜卑列传》，中华书局，1965年，第2980—2989页。

[2]（晋）陈寿：《三国志》卷30《魏书三十乌丸鲜卑东夷列传》，中华书局，1959年，第832页。

[3] 何天明：《中国古代北方民族史·乌桓卷》，科学出版社，2021年。

敷、放血疗法。《三国志》卷30裴松之注引王沈《魏书》曰：
"乌丸者，东胡也……有病，知以艾灸；或烧石自熨，烧地卧
上；或随痛病处，以刀决脉出血。"[1] 这与上述匈奴在救治苏
武时将其俯卧于坎中煴火之上可谓类似。直到13世纪，这种
热敷疗法仍然在蒙古地区保留和传承下来，只不过形式有了较
大改变，成为当时蒙古地区的百姓急救伤员的主要手段。

　　除此之外，上述记载中还出现了艾灸疗法。艾灸疗法是
以艾草和艾叶为灸法原料，对人们的疾病进行治疗的一种方
法。《尔雅·释草》曰："艾，冰台。"郭璞注："今艾蒿"。
古人推崇和使用艾叶，是由于其不仅具有辛散芳香气味及确切
的医疗作用，还具有可燃性好的特性，在人类生活的早期即被
广泛用作引火物，《针灸资生经》引《下经》中说："有火珠
耀日，以艾承之得火，次有火镜耀日，亦以艾引得火，此丸皆良，
诸藩部落用镔铁碏石，引得火出，以艾引之。"[2] 可见，无论
是火珠取火、火镜取火还是镔铁碏石（即燧石）取火等各种取
火方式都是用艾作为引火物。而火也是萨满信仰中的法物，萨
满崇拜和祭祀火，萨满巫师在占卜时常常将艾草搓成圆球，放
在骨板上点燃，然后根据艾草烧出的骨裂痕迹，对所占卜的事
件作出判断，因此艾草是巫师作法的重要工具，用它来净化环
境、避邪祛魔、除病禳灾。在使用艾草引火以及萨满的活动中

---

[1]　（晋）陈寿：《三国志》，中华书局，1959年，第617-618页。
[2]　色音：《萨满教与北方少数民族占卜习俗》，《西域研究》，2001年第2期，第93-95页。

人们逐渐认识到艾的药用价值，并将之应用到灸疗之中。[1]《针灸资生经》引《下经》里记载："古来灸病，忌松、柏、枳、橘、榆、枣、桑、竹八木，切宜避之……凡人卒难备，即不如无木火，清麻油点灯，灯上烧艾茎点灸是也，兼滋润灸疮，至愈不疼痛。"[2] 巫医不分的情况是北方民族早期医疗活动的特点，艾草和火又都与萨满教有着千丝万缕的联系，因此我们认为巫师在给人治病时会使用艾灸，尽管原始火疗带有巫术的性质，但却具有驱除寒邪、温暖阳气、消毒避秽、灭菌等实际效能，又因其操作简便，用具简单，材料来源方便，效果良好，因而得以延续下来。

灸法的产生与北方地区的自然环境有着密切的关系，《黄帝内经·素问·异法方宜论》中记载："北方者，天地所闭藏之域也，其地高陵居，风寒冰冽，其民乐野处而乳食，脏寒生满病，其治宜灸焫。故灸焫者，亦从北方来"。[3] 可见，灸疗法适合于游牧民族的生产方式、生活条件以及北方寒冷的气候特点，最先是在北方草原地区广为盛行。艾灸所用的艾蒿，在古代北方地区非常多，从朱开沟遗址各文化层所含植物孢粉分析，古代朱开沟地区草本蒿和藜占多数并有逐渐增多的现象，到了

---

[1] 赵小明：《略论西夏的占卜信仰》，《青海民族大学学报》，2013 年第 4 期，第 102-108 页。

[2] 色音：《萨满教与北方少数民族占卜习俗》，《西域研究》，2001 年第 2 期，第 93-95 页。

[3] 山东中医学院：《黄帝内经素问校释（上册）（第 2 版）》，人民卫生出版社，2009 年，第 139 页。

商代时期草本蒿、藜花粉约占全部花粉的93%。[1] 这一发现从另一侧面证明了艾灸疗法起源于北方游牧地区的历史实事。艾灸疗法后来传入中原地区，并以"霍尔蒙古灸"之名传入西藏地区，最早被《四部医典》收入。[2] 现在，"蒙医乌拉灸术"也经中华人民共和国国务院批准列入国家级非物质文化遗产名录。

第三节　柔然、突厥与回鹘时期的医药文化

一、柔然时期的医药文化

汉武帝元狩四年（公元前119年），汉武帝派遣将军霍去病击破匈奴左地，将乌桓迁徙到上谷（今河北怀来）、渔阳（今北京密云）、右北平（今内蒙古赤峰市宁城）、辽西（今辽宁义县）、辽东（今辽宁辽阳）五郡的塞外地区。东汉建武二十五年（公元49年），辽西乌桓部众内迁至辽西郡的北部。东汉建安十二年（公元207年）三月，曹操亲率大军北征乌桓，他把乌桓人全部迁入中原，入居塞内的乌桓人逐渐融入汉族或其他民族中。后来随着乌桓的南迁，鲜卑随之南迁至乌桓故地饶乐水（今西拉木伦河）流域。东汉建武二十四年（公元48年），匈奴分裂为南、北二部。南匈奴归附汉朝，北匈奴则于公元91

---

[1] 内蒙古自治区文物考古研究所、鄂尔多斯博物馆：《朱开沟——青铜时代早期遗址发掘报告》，文物出版社，2000年，第287-289页。

[2] 宝音图，呼格吉乐巴图，包迎春：《"霍尔蒙古灸"考》，《中华医史杂志》，2006年第2期，第83-86页。

年开始西迁，留在漠北的尚有 10 余万邑落，被鲜卑吸收，在这样的情况下成为鲜卑的一部分，鲜卑由此渐盛。东汉桓帝时（公元 147-167 年），鲜卑在其首领檀石槐的统领下，北拒丁零，东却夫馀，西击乌孙，尽据匈奴故地。史载："自匈奴遁逃，鲜卑强盛……兵利马疾，过于匈奴。"[1] 东汉灵帝光和（公元 178-184 年）年间，檀石槐死后，鲜卑部落联盟瓦解。鲜卑各部进入独立发展时期。柔然首领木骨闾摆脱拓拔鲜卑的控制，集合百余人逃亡至游牧于阴山北意辛山一带的纥突邻部。

到了木骨闾之子车鹿会雄健时期，始有部众，自号柔然。4 世纪时，柔然分为两部，东部驻牧于今河套东北、阴山以北一带，西部驻牧于今河套向西扩展到今额济纳旗一带。4 世纪末，柔然西部首领温纥提之子社仑兼并东部柔然余众，征服高车和匈奴余部。北魏天兴五年（公元 402 年），柔然于弱洛水流域建立柔然政权。柔然汗国与北魏以蒙古高原大碛即斜亘于今天内蒙古自治区与蒙古国之间的戈壁为天然的分界线，形成了南北对峙的局面。双方既有兵戈相见，也有贡使往来。从北魏太平真君年间开始，柔然各部南迁降附北魏的人口数量明显增多，他们被安置于高平、薄骨律二镇一带。正光元年（公元 520 年），柔然内乱，阿那瓌可汗请服北魏，所领的部众被安置于吐若奚泉（今内蒙古固阳县北）。阿那瓌有感于北魏的

---

[1]（南朝宋）范晔：《后汉书》卷 90《乌桓鲜卑列传第八十》，中华书局，1965 年，第 2990 页

抚慰之恩，频使朝贡。柔然与北魏之间出现了"阴山息警，弱水无尘"的友好交往局面。北魏灭亡以后，柔然继续与北齐、北周保持着往来贡使的关系。公元555年，柔然汗国被突厥灭亡。

柔然时期，医药文化发展的具体情况史料虽未详细记载，但据《南齐书·芮芮虏传》中说，萧齐永明元年（483年），柔然可汗向南齐武帝萧齐"求医工等物"，齐武帝回复道："知须医及织成锦工、指南车、漏刻、并非所爱。南方治疾，与北土不同。织成锦工，并女人，不堪涉远。指南车、漏刻、此虽有其器，工匠久不复存，不副为误"[1]。可见，柔然非常重视医药学的发展，否则不会向南齐求取专门服务于皇帝及宫廷的拥有高超技术的药工、医工。

5世纪后期，柔然控制下的焉耆、龟兹、高昌等西域诸国，纺织业和医药业都很发达，如焉耆国"土田良沃，谷有稻、粟、菽、麦，畜有驼马。养蚕不以为丝，唯充绵纩……南去海十余里，有鱼盐蒲苇之饶。"龟兹国"税赋准地征租，无田者则税银钱……又出细毡，饶铜、铁、铅、麖皮、氍毹沙、盐绿、雌黄、胡粉、安息香、良马、犁牛等"[2]。高昌"气候温暖，厥土良沃。谷麦一岁再熟，宜蚕，多五果，又饶漆……引水溉田。出赤盐，其味甚美。复有白盐，其形如玉"。[3]柔然可从与上述诸国的

[1] （梁）萧子显：《南齐书》卷59《芮芮虏传》，中华书局，1983年，第1025页。

[2] （北齐）魏收：《魏书》卷102《西域传》，中华书局，1974年，第2265—2266页。

[3] （唐）姚思廉：《梁书》卷54《西北诸戎传·高昌传》，中华书局，1973年，第811页。

经济往来中，获得大量的谷物、食盐、药材、香料、丝绸、铜、铁等生产生活必需品。这一时期，由于柔然参与欧亚草原丝绸之路的贸易，从而控制了草原丝绸之路，获取了西域诸国的大量药材，这势必会促进本民族医药文化的发展。

柔然是从拓跋鲜卑中分离出来的一支，是东胡鲜卑直接后裔，故其习俗和信仰与拓跋鲜卑存在较多相似之处，萨满教也是柔然人的信仰之一。史书中记载柔然能"以术祭天而致风雪"，以及记载女巫是"豆浑地万假托鬼神"等史事，表明其

中国蒙医药文化发展史

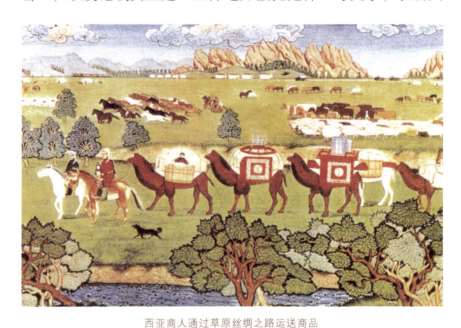

西亚商人通过草原丝绸之路运送商品
北方游牧民族是草原丝绸之路的开创者、守护者，也是草原丝绸之路上的主要受惠者。在中国历史上，历代北方民族在沟通东西方经济文化交流中作出了突出的贡献。

原始信仰与北方诸部族一样。同样，由于崇拜天神、信奉巫术，巫在柔然的社会地位很高，体现了其宗教的功能和行医的作用，

《魏书·蠕蠕传》详细记载柔然可汗丑奴曾纳巫医是豆浑地万为可贺敦，即可敦（对其皇后或王后的称呼）之异译。可见，巫医不分仍是此时医药发展中的一种情形。

二、突厥时期的医药文化

5世纪中叶，突厥被柔然所征服，被迫迁至金山（今阿尔泰山）南麓。西魏大统十二年（公元546年），突厥遣使西魏，与中原王朝联姻、开展贡使往来。同年，合并铁勒部五万余户，势力逐渐强盛。西魏废帝元年（公元552年），突厥又击败柔然，以漠北为中心在鄂尔浑河流域建立突厥汗国。6世纪中后期，突厥北并契骨、东走契丹、西破嚈哒，其强盛时期疆土东到大兴安岭辽河流域，西到咸海和中亚河中地区，与北齐、北周南北并立。开皇三年（公元583年），突厥因统治阶级内讧分裂为东、西突厥，双方以阿尔泰山为界，东突厥统治东起兴安岭西到阿尔泰山的蒙古高原大部分地区，西突厥则统治阿尔泰山以西的中亚地区。

唐显庆二年（公元657年），唐朝攻灭西突厥。东突厥与隋、唐王朝建立了密切联系，突厥人口也在隋唐时期大量迁入内蒙古地区。贞观四年（630年），唐朝与薛延陀结盟出兵夹击突厥，东突厥灭亡。唐朝将大部分突厥部众安置于内蒙古中西部及黄河以南地区，并设置羁縻府州进行管辖。公元7世纪后期，漠北突厥贵族在乌德鞬山（今蒙古国杭爱山）设牙帐，重建突厥政权。该政权建立伊始，就遭连年大旱，漠北突厥灾民扶老携幼纷纷南下进入今内蒙古地区。长寿三年（公元 694 年），后突厥遣使请和，与唐朝保持友好交往。天宝四年（公元 745 年），后突厥最后一任君主白眉可汗被回纥部杀死，后突厥汗国灭亡。漠北突厥人口部分归属回纥政权。

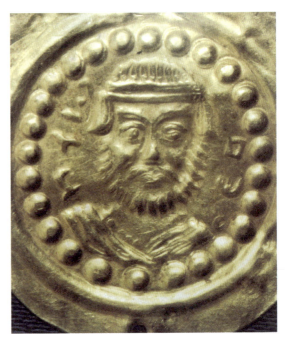

突厥金饰牌

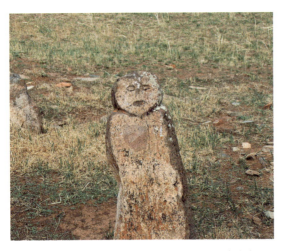

突厥石人，位于内蒙古锡林郭勒盟阿巴嘎旗境内

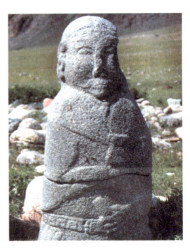

突厥时期的哈拉海图登吉石人，位于蒙古国乌布苏省境内

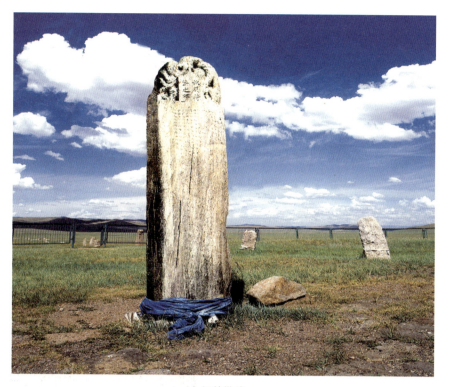

阙特勤碑
　　突厥汗国的建立，使得突厥获得了很大的发展，突厥及其受突厥汗国统治的各部族交流融合，并与中原王朝间的交往频繁，学习到了许多中原文化，深刻地改变了北方草原上的文化面貌。同时，北方游牧民族的文化尤其是一些广泛流传于民间的民俗包括医药、卫生、健康、饮食等文化，被中原史家记录下来，或与中原文化产生交流，相互影响。

　　《隋书·突厥传》记载突厥人崇敬鬼神，笃信巫觋，可知突厥与北方诸民族一样信仰萨满教，故突厥时期的巫也兼有医的作用，可以为人治病。古代的突厥人，务于征战，兵革岁动，刀伤剑伤等外伤司空见惯，所以，治疗外伤的药物当为他们日常所必备。李时珍记录过一段十分珍贵的资料："突厥白，味苦。主金疮，生肉止血，补腰续筋。出突厥。色白如灰，乃云石灰共诸药合成者。"这种名为"突厥白"的药物，如何用于实际的疗程，史书缺载。不过，安禄山阉割李猪儿之后用以止血的那种"灰"，就与"突厥白"的疗效非常相似："（李）猪儿出契丹部落，十数岁事禄山，甚黠慧。禄山持刃尽去其势，血流数升，欲死，禄山以灰火傅之，尽日而苏。因为阉人，禄山颇宠之，最见信用。"安禄山为了更好地利用李猪儿，"尽去其势"，导致李猪儿血流不尽，快死的时候，安禄山用灰火涂抹在他的伤口上，过了一整天就恢复了。可见这种灰的疗效颇佳，能使一个"失血数升"的人"尽日而苏"。由于史料阙如，对于安禄山所用之"灰"究竟是不是"突厥白"我们现在不得而知，但史料记载安禄山的母亲阿史德氏是一位突厥巫师，安禄山一直跟随母亲在突厥部落中生活，那么安禄山知晓"突厥白"、会用"突厥白"也是合乎常理的。从这一方面来看，安禄山所用之"灰"很有可能就是"突厥白"。

突厥时期一直保持着与中原的贸易关系，中原地区向突厥输送大量精美的瓷器、医药、生活用品等，促进了突厥医药文化的发展。《突厥语大词典》中记载了临床各种疾病、治疗

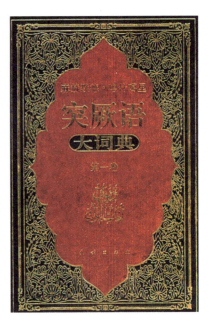

《突厥语大词典》封面，马赫穆德·喀什噶里 著

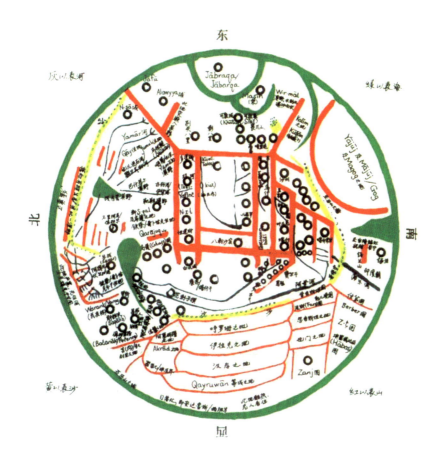

马赫穆德·喀什噶里编写《突厥语大词典》里的世界地图，表明了当时人们对已知世界的认识

方法，以及医学方面的词汇等，察合台文《突厥医典》记载了突厥诸族多项疾病及治疗药物。由此可见，当时突厥人的医学技术水平较高。

三、回鹘时期的医药文化

回鹘是今天维吾尔族和裕固族共同的祖先，起源于漠北地区（今蒙古高原），古代译名为 Uighur。回鹘的族源，一般可追溯至漠北铁勒。《新唐书·回鹘传》载："回鹘……元魏时亦号高车部，或曰敕勒，讹为铁勒。"[1] 隋唐之际，回鹘逐步壮大，并于公元 744 年在漠北地区建立回鹘汗国。公元840 年，由于天灾人祸，加上来自叶尼塞河流域的黠戛斯人（今新疆柯尔克孜族的祖先）的进攻，汗国灭亡，回鹘部众西迁至新疆及河西走廊等地，在那里先后建立了高昌回鹘、甘州回鹘、沙州回鹘等地方政权。

回鹘自古以来就是一个善于学习外来文化并兼容多种文明的部族。在他们迁入西域后，接受、吸纳当地数百年来积累的医药学文化，并在此基础上发展出自己的医药学。

《杂病医疗百方》提到的药物品种多种多样，其中与动物有关者居多，如熟筋、肉汤、公山羊肉、狗奶、猪胆、山羊胆、兔胆、肺、死黑山羊肝、鸽子粪便、奶牛角、绵羊角、酸奶、牛粪、石鸡胆、骆驼尿、鹿角、田鼠胆、猫脂、骆驼粪、雪鸡脑、麝香、鸡蛋、鸡胆、骆驼肉、公马筋、狼胆、狼骨、狼舌、奶酪、牛胆汁、牛油、燕子肉、牛粪、牛尿、狼粪、驴蹄、蛇皮、蜂蜜、狗毛、兔毛、海狸皮、刺猬皮、蛇头、羊奶、

[1]　（宋）欧阳修等：《新唐书》卷217《回鹘传》，中华书局，1975 年，第6111 页。

鲜肝、鱼胆、骆驼奶、牛奶、酸牛奶等，计有50余种。植物药物也不少，有狼毒、石榴籽、阿魏、小豆蔻、肉桂、长胡椒、胡椒、马芹、柏香、黑芹、粗面、毛杏皮、大蒜皮、大蒜根、大茴香、胡麻油、藏红花、玉米面、榆树皮、大麦、胡桐泪（白杨树胶）、桑葚汁、黄芒果、红檀香、白檀香、橹木、黄香（疑即松香）、芝麻油、黄杏仁、牵牛子（二丑）、白香、黑香、菠萝、芝麻、葫芦花、面粉、大麻纤维、嫩芝麻粒、葱、葱须、蒜须、葡萄、青黛、铁树籽、金樱子、桑白皮、葡萄藤等，计40余种。矿物药物不多，有硇砂、粗盐、岩盐、红盐、水银、泥土、燕窝土、珍珠、白铅粉，计9种。加工类药物有葡萄酒、葡萄醋、麦酒、糖、醋，计5种。此外的药物还有人胆、人肉、人尿、人乳等，当然不应忽视熬药所需的水。除《杂病医疗百方》外，在吐鲁番出土的回鹘文医书残片中还可见到不少其他药物，如苋蒿、戴胜骨之类即是。此外，回鹘入宋朝贡的医药中可尚有硇砂、大鹏砂、羚羊角、腽肭脐、大琥珀、乳香等。[1]

上述这些药物中，比较有特色的是胡桐泪、硇砂等。太平兴国六年（981年），北宋使臣王延德出使高昌回鹘，目睹伊州（今新疆哈密市）"生胡桐树，经雨即生胡桐律"[2]。胡桐律又作"胡桐泪"，中药材名，为杨柳科植物胡杨的树脂，在土中留存多年而成。胡杨分布于内蒙古西部、甘肃、青海、

---

[1] 杨富学：《高昌回鹘医学稽考》，《敦煌学辑刊》，2004年第2期，第128–133页。
[2] （元）脱脱等：《宋史》卷490《高昌传》，中华书局，1977年，第14111页。

新疆等地，是被子植物门、杨属的一种植物，落叶中型天然乔木。胡杨耐旱耐涝，生长在极旱荒漠区，为适应干旱环境，幼树嫩枝上的叶片狭长如柳，大树老枝条上的叶圆润如杨。生命顽强，树龄可达200年，树干通直，高10-15米，直径可达1.5米，是自然界稀有的树种之一。胡杨的树脂流入土内，多年后形成胡桐泪。树脂流入土内年月较长的，呈大小不一的块状或碎粉状，土黄色。树脂流入土内年月较短的，多为不规则的圆块，樱绿色。以年久、色黄、无泥杂者为佳。主治清热，化痰，软坚。治咽喉肿痛，齿痛，牙宣，牙疳，骨槽风，瘰疬。

硇砂是回鹘另一种比较有特色的药物。硇砂为火山喷气孔附近或燃烧的煤层中升华的产物，为氯化物类卤砂族矿物卤（硇）砂的晶体。分布于新疆、甘肃、青海等地。具有消积软坚，化腐生肌，祛痰，利尿之功效，常用于癥瘕积聚、噎膈反胃、喉痹肿痛、痈肿、瘰疬、翳障、息肉、赘疣。西域硇砂，"纯者色洁白"，特别合医家所需，故李时珍言"以北庭产者为上"。[1]回鹘人已经掌握了如何从山中开采硇砂的技术，也认识到了硇砂的药用价值，开采出硇砂后，当地人也用它治疗皮肤类的疾病。据《宋史》中记载："北庭山北中出硇砂，山中尝有烟气涌起，无云雾，至夕光焰若炬火，照见禽兽皆赤。采者著木底鞋取之，皮者即焦。下有穴生青泥，出穴外即变为砂石，土人

---

[1]　（明）李时珍：《本草纲目》，人民卫生出版社，1975年，第655页。

取之以治皮。"[1] 五代十国至北宋时期，胡桐律、硇砂等常作为回鹘入宋朝贡的主要物品，在回鹘与中原地区贸易往来的各类药材中占据主要地位。

吐鲁番出土今天所知的回鹘文医学残卷中提及的医方涉及的不仅有胸闷、气喘、受风、腹泻、便秘、高烧、腹痛等常见病，还有妇科产科病如月经过多、月经迟至、催产、堕胎等。更为可贵的是，其中还记载有狂犬咬伤、腋臭、疯癫、流泪不止等疑难杂症。其中所载病症共计 60 多种，还有数种不明病症。治疗方面，开列的药方共有 84 个，包含内科、外科、妇科、五官科及儿科，还有牙科、神经科、皮肤科等。药物的治疗方法很多，最常见的是内服法和外敷法，此外还有塞入法、吸入法、吹入法、滴入法、含漱法、熏法等。诊断疾病重视查脉、望诊、问诊。内科疾病以内服药为主，多用糖浆剂和膏剂，并重熏药、坐药、放血、热敷、拔火罐、饮食疗法等十多种疗法。[2]

此外，在吐鲁番出土的回鹘文《医理精华》中，还有回鹘文针灸文献残片一页，编号 Mainz725，应为针灸经之一种，其中存人体穴位图 3 幅，存针灸经文字 27 行，另有用于指代具体穴位的回鹘文说明性文字若干。

针灸属于物理治疗范畴，是在人体的一定部位、穴位上，通过物理刺激引起神经系统的反应，加强新陈代谢，调节身体

---

[1] （元）脱脱等：《宋史》卷 490《高昌传》，中华书局，1977 年，第 14113 页。

[2] 杨富学：《高昌回鹘医学稽考》，《敦煌学辑刊》，2004 年第 2 期，第 128–133 页。

机能，完全合乎生理科学。我国现行最早的针灸文献是假托黄帝所作的《黄帝内经·灵枢》，此书"应形成于汉武帝以后的西汉中晚期，作者亦非一人，而是由中国历代黄老医家传承增补发展创作而来，后世续有增补。"[1] 成都老官山出土有西汉景帝、武帝时期的经穴髹漆人像，该经穴髹漆人像是迄今为止我国发现最早、最完整的经穴人体模型，它的出土为研究古代经络学说的形成与发展提供了十分宝贵的资料。[2]

此后，随着医学的发展，针灸著作和流派不断涌现，针灸学内容也不断增多。"敦煌石室写本中保存的医药文献中现存医药文献写卷约80余种，其中不少与针灸有关，计有《灸经明堂》（S.5737）、《灸经图》（S.6168、S.6262）、《新集备急灸经》（P.2675）、《脉经》（P.3287）、《明堂五脏论》（P.3655）、《人神流注》（P.3247）等。这些文献尽管残缺不全，但依稀展示出了早期针灸学的原貌。尤其是唐代《灸经图》和《新集备急灸经》均失传，惟敦煌有存。二者图文并茂，通俗易懂，不仅绘有人体图、穴位名及穴位局部解剖外，还记载有主治病症、灸法等，为迄今所知最早的带有针灸图且有穴位图谱的著作。"[3]

[1] 吴文鼎：《〈黄帝内经〉与"黄老学派"——〈内经〉成书年代别考》，《上海中医药杂志》，1982年第9期，第36-38页；马伯英：《中国医学文化史》，上海人民出版社，1994年，第249-259页。

[2] 梁繁荣等：《成都老官山出土经穴髹漆人像初探》，《中国针灸》，2015年第1期，第91页。

[3] 杨富学、张田芳：《回鹘文〈针灸图〉及其与敦煌针灸文献之关联》，《中医药文化》，2018年第2期，第10页。

回鹘的针灸术很有可能就是受中原的影响，同时，回鹘在吸收印度医学和本民族传统医学基础上加以改进，发展了自己的针灸技术，并对后来的契丹、蒙古医学产生了重要的影响。

由是观之，回鹘医学无论是在药物的种类、方剂的使用上，还是在临床门类、诊治方法上，都已经达到了很高的水平，对西夏、辽及后来的蒙古医学都影响甚大。

第四节　党项、契丹、女真时期的医药文化

一、党项时期的医药文化

（一）党项对药物的认知及应用

党项是西羌的分支，生活在今天的甘肃、青海、宁夏和内蒙古西部一带，屡次迁徙、各部落之间不断地分化组合。党项诸部自唐末始强，逐步割据一方，在宋初建立了西夏政权，先与北宋、辽和金，后又与南宋、金形成鼎足之势。

党项对于药物的认知和应用具备较高水平，如西夏设有负责药材采购、搜集的专职人员。西夏国内药材品种繁多，有二百余种，如藿香、青盐、梧桐子、槟榔、良姜、白芥子、百草霜、金线矾、山丹花、砒霜、罗勒、麻黄、蒜、胡椒、安息香、草香等。[1] 其中有些药材是西夏本土所产，如大黄、枸杞、

[1] 俄罗斯圣彼得堡东方学研究所：《俄藏黑水城文献（4）》，上海古籍出版社，1997年；（西夏）骨勒茂才《番汉合时掌中珠》，宁夏人民出版社 第63页。

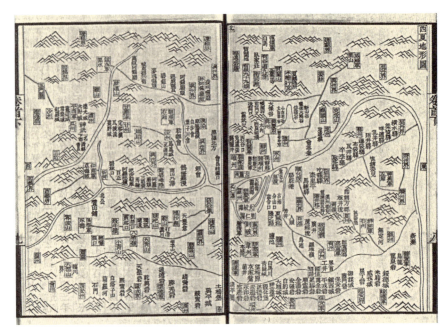

《西夏纪事本末》卷首附《西夏地形图》（[清]张鉴撰，清光绪十一年金陵刊本）

党项人建立西夏政权以后，疆域范围为今宁夏、甘肃西北部、青海东北部、内蒙古西部，以及陕西北部地区，尤其是在今内蒙古鄂尔多斯地区，设立草原驿站，沟通了内蒙古中西部地区与河西走廊等地的交流。

甘草等，西夏肃州就盛产大黄，灵武也出产大黄。蒙古军攻下灵武后，耶律楚材就曾从城中搜集到大黄两驼，"既而军士病疫，唯得大黄可愈，所活几万人"。[1] 有些药材是党项与周边各国尤其是与宋朝贸易而来的，如景德四年（公元 1007 年），宋朝应党项首领李德明的请求与其进行榷场贸易，要求以驼马、牛羊、玉、毡毯、甘草易缯帛、罗绮，以香药、瓷漆器、姜桂等物易密蜡、麝脐、毛褐、羱羚角、碙砂、柴胡、苁蓉、红花、

[1] 宋子贞：《中书令耶律公神道碑》，《国朝文类》卷57，《四部丛刊》初编影元至正西湖书院刊本。

翎毛，其非官市者，听与民交易。[1] 还有一些药材是自中亚、西亚等地传入的阿拉伯药材，如阿魏、莳萝等。这些都为党项社会医药文化的发展提供了药物资源。

从文献记录和出土医方看，党项社会中常见的病症主要有恶疮、热病、伤寒、泻痢、头疼、牙疼、肢体麻木、头昏目眩、面上游风、皮肤瘙痒、痛经、癫痫、痔疮、脓肿、难产、疝气、痉挛、跛脚以及外伤等，对此治疗的方法多采用的是中医的中草药配方，其用法及煎药方法也是如此。此外也有外敷和清洗药，这正与《文海》《西夏谚语》和其他西夏医书所载相同，如《文海杂类》释"癫疮药"为"松、柏、草、屎粪等之浆是"，西夏谚语亦说"治癫见药为涂灰"，这里指的当是外用的膏药，是党项人所制的土偏方。党项社会中制成的药品有汤药、丸药、膏药等形式。《文海》对"药"的解释是"汤药也，搅和医治疾病之谓"，说明西夏人患病，确已延医服药治疗。甘肃武威出土的 3 个医方中的第 2 个医方是用牛膝和莨菪子配成的丸药。史书还记载了党项社会中的另一种丸药——紫菀丸，这种紫菀丸是由紫菀和人参等多种植物配制而成，据说能治疗各种疾病。党项人对药物的用法和用量也有认识和规定，用法如温酒服、热酒服、温酒细嚼下、盐汤服、白汤下、忌油腻、忌生水、空腹服、临卧服、饭后服等。用量如"日三

[1]（清）吴广成撰，龚世俊等校证：《西夏书事校证》卷 4，甘肃文化出版社，1995 年，第 104 页。

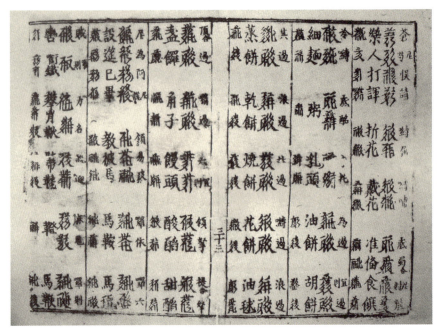

《番汉合时掌中珠》中的食品类别名称

服，勿令中绝""每服一丸至两丸"等。这种药方以及煎法、服法与传统的中医相同，也是宋夏文化交流的例证。此外，黑城出土的医书中有"以牡牛乳能洗下一切病患"的说法，反映了党项人用牛奶清洗伤口、治疗疾病，说明在畜牧业比较发达的党项社会，牛奶不但可以食用，还可以药用。

（二）党项的医疗技术

党项与其他北方诸民族一样信仰萨满教，治疗疾病往往依赖巫医。《辽史》卷115记载，党项人"病者不用医药，召巫者送鬼，西夏语以巫为'厮'也；或迁他室，谓之'闪病'。"[1]
具体操作过程为找一间干净的屋子，在一个大晴天里，把这个
病人移动到这个干净的屋子里去，选择大晴天是因为萨满教认
为，晴天的时候邪魔不能来，实际上也有一定的科学道理，首
先离开原来的屋子意味着切断了病源，其次太阳的照射也起到
了一定的杀菌作用，再者环境的改变也有利于保持病患心理上
的舒适感。所以，北方民族传承已久的医巫一体的习俗在党项
人中也有存在。

随着党项人建立政权以及与周边其他部族的交流日益密
切，党项人从周边政权中学会了许多医学知识，许多中原地区
的医药书籍开始传入西夏，并在国内流行，如《番汉合时掌中
珠》中就有对当时药材、人体构造以及疠、恶疮等疾病的记载，
党项社会的医药有了极大的发展。

西夏治疗疾病的方法有药物、手术及其他疗法。药物疗
法是最主要的治疗方法，又分内服和外敷两种。手术疗法亦有
两种情况：一是直接将坏死的肌肉等切除，即西夏谚语所谓的
"臭肉不挖癞疮不愈"；一种是用针刺破患处以释放脓血等，
即所谓的"扎针"——"病患处铁针穿刺，使血出之谓"。所
用手术器械有刀、针、钳镊、钩镊等。其他疗法如烤、晒、烫、
灸等法，目的是驱除患者身上的寒气，即《文海》所说的"暖

---

[1]　（元）脱脱等：《辽史》卷115《西夏外纪》，中华书局，2016年，第1676页。

也，烫晒也，不寒之谓""令冷者为热之谓"，或用牛乳、清水或药水清洗伤口，以防止感染，促进伤口愈合。

在用药治病、求神保佑的同时，党项人也很注意营养保健。当时流行的各种谚语，如"宽宽心心天佑助""以有伴命如双，如欢喜寿则长""无忧思胖有年，无苦乐肚已大""胃囊好，天神受""不让饮酒害于饮""饮酒时胀腹""饮食甘甜耳垂黄"等，都说明当时人们已经认识到心情愉快、血脉畅通是保持健康长寿的重要因素，饮酒过量会伤及身体，这些都对后来蒙医的饮食疗法有一定的启迪作用。

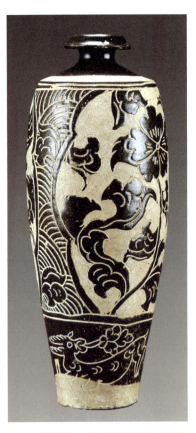

西夏窖藏出土牡丹纹酱釉剔花瓷瓶，现收藏于鄂尔多斯博物院

党项的兽医学也发展到了一定的水平。《文海》中收录了一些反映牲畜病变的名词，如马蹄疮、牛疮、马病、牛病等，《西夏谚语》记载有羊患水肿、生疮长蛆等症状，说明恶疮一类的病症，不仅在人群中流行，在牲畜中也时有发生。《西夏谚语》有："千马万畜，毙到黑病无处去"，可见党项人对牲畜所患疾病多有认识。黑水城出土的医方中有

治疗马病的医方，说明党项也有治疗牲畜患病的方法。同时，西夏人也认识到了"狂犬病"的严重性，"诸人有犬染狂病者当拘捕，恶犬及牲畜桀厉显而易见者当置枷"，对患有该症的恶犬及其他牲畜拘捕隔离等等，这些都体现出党项人的兽医学水平已发展到较高的程度。

二、契丹时期的医药文化

辽朝的建立者契丹人长期活动于中国古代北方草原地带，以游牧、射猎为主要生业经济模式，也兼营农耕。契丹人是北方游牧民族发展链条中关键的一环，早期契丹人草居野次，既无文字亦无典籍，从北方民族传承的视角来看，契丹医术应该也是传承自北方草原诸民族。从史料的记载中可知，契丹部族始终保留了巫医一体的传统。《三朝北盟会编》记载契丹族没有医药，崇尚巫祝。族众患病后，巫师便会杀猪杀狗以此来祈求病愈。《旧五代史》记载，辽太宗耶律德光得寒疾数日，命人取来酒肉，在生病的地方进行祈祷，祈求病情好转。辽穆宗时期的女巫肖古更是以男子胆配制延年益寿的仙药，虽然手段荒谬、残忍，但是拥有信众即是巫医一体的明证。契丹妇女分娩时也有按照本民族传统习俗的礼节，有产医妪，均是巫医一体的证明。

基于此，早期契丹民族中传承医术者当出自"巫觋"集团。这一集团在部落时代的契丹民族中从现实的生产生活中不断总结、传承各种生存经验和技能，掌握了一些医学知识，从而在契丹部落时代拥有强大的影响力。契丹民族的巫在加强辽朝封建中央集权之后，逐渐在皇权的光环下衰落，此后则作为民族信仰的符号，成为了国家礼制的重要组成部分，但是在民间，医巫一体仍然存在，流行不辍。

（一）契丹对药物的认知与应用

契丹族的统治区域地处草原、高山、林地，"境内盛产鹿茸、桔梗、甘草、五味子、黄芪、黄芩、苍术等多种中药材，周边部族属国如女真、党项、吴越、南唐、回鹘也多以名贵药材进贡。女真各部进贡人参、白附子、茯苓、蜜蜡；高丽进贡人参；回鹘进贡乳香、犀角；西夏输入苁蓉、麝脐、柴胡、红花、甘石、羱羚角等。中原熟药也时有输入。"[1] 此外，契丹还有刀伤药、香药等。《辽史》卷1《太祖本纪上》记载神册五年："夏五月丙寅，吴越王复遣滕彦休贡犀角、珊瑚，授官以遣。"[2] 根据五代时期《日华子诸家本草》记载，犀角有治心烦，止惊，退热泪痰，解山瘴溪毒，镇肝明目等诸多疗效。珊瑚具有镇心、止惊、明目等疗效，这都是周边民族输入到契丹民族的名贵药品。

契丹民族配制的两种药物比较特殊，一种是麻醉药，另外一种是冻伤药。契丹刑法严峻，常用笞杖，又有木箭、大棒、铁骨杂、沙袋等。因此，为了减轻疼痛，契丹人研制出一种成药，专治受打不痛。金代名医刘完素曾录此方于《宣明论方》，

[1] 顾亚丽：《辽史边缘》，内蒙古人民出版社，2013年，第198页。

[2] （元）脱脱等：《辽史》卷2《太祖本纪下》，中华书局，2016年，第18页。

称"鬼代丹",具体做法如下:

以无名异(研)、没药(研)、乳香(研)、自然铜(醋
淬、研)、地龙(去土)、木鳖子(去壳)各等分,右为末,
炼蜜丸,如弹子大,每温酒化下一丸,受打不痛。这种药应该
是一种内服麻醉剂,属于麻沸散一类。辽金时期,此药风行一
时。元好问曾记:"医家以酒下地龙散,投以蜡丸,则受杖者
失痛觉,此方大行于时"。范中歌曰:"嚼腊谁知味最长,一
杯卯酒地龙香,年来纸价长安贵,不重新诗重药方"。[1]

除此之外,还有一种普遍存在于世界范围内的麻醉剂,
那就是酒。在契丹民族医疗中,虽然并未见到直接将酒用于医
疗的案例,不过有史料表明,契丹社会中有对牲畜施行外科手
术时用酒的现象:张舜民使契丹,是时耶律永兴、姚跋洄二人
接伴,舜民因问:"北马有割去肝者,遂无病能行,果否?"
答云:"有之。其法饮以醇酒,于腋间破之,取去少肉,然亦
十丧八九。"[2] 从契丹民族在《割马肝》之前以醇酒饮马来看,
契丹民族对酒可以作为麻醉性药物来使用已经有一定的认识。
陆游《老学庵笔记》中有关于契丹治疗冻伤的药的记载。辽道
宗时期,北宋使臣赵挺之出使辽国,因天寒冻伤耳朵,道宗即
命随侍人员取来一小玉合子药,效果极好:"赵相挺之使虏,
方盛寒,在殿上。虏主忽顾挺之耳,愕然急呼小胡指示之,盖

[1] (金)元好问:《中州集》卷8,华东师范大学出版社,2014年。
[2] (宋)叶隆礼:《契丹国志》卷25《割马肝》,上海古籍出版社,1985年,第241页。

阉也。俄持一小玉合子至，合中有药，色正典，涂挺之两耳周匝而去，其热如火。既出殿门，主客者揖贺曰：'大使耳若用药迟，且拆裂缺落，甚则全耳皆坠而无血。'扣其玉合中药为何物，乃不肯言，但云：'此药市中亦有之，价甚贵，方匕直钱数千。某辈早朝遇极寒，即涂少许。吏卒辈则别有药，以狐溺调涂之，亦效。'"[1]

契丹族还熟知毒药的配制及用法，《辽史·刑法志上》记载："会同四年，皇族舍利郎君谋毒通事解里等，已中者二人，命重杖之，及其妻流于厥拔离弭河，族造药者。"[2]前述匈奴时期即已出现"秋收乌头为毒药，以射禽兽"，乌头在山东东部、辽宁南部都有分布，从地理角度和民族文化传承角度来看，契丹人懂得使用乌头毒是贴近事实的。另外，在《契丹国志》中出现过"酖（鸩）"，[3]鸩为传说中的毒鸟，把鸩的羽毛放在酒里可以毒杀人，因此"鸩"在传统语境中即有了"用毒酒害人"之意。关于"鸩"究竟为何物，学界有诸多观点，其中有学者提出"鸩酒"之"鸩"读"堇"，即乌头浸酒，称为"鸩毒"。[4]

契丹民族还有一种称为"佛妆"的独特妆容，这是辽代

[1]（宋）陆游：《唐宋史料笔记：老学庵笔记》，中华书局，1979年，第91页。
[2]（元）脱脱等：《辽史》卷61《刑法志上》，中华书局，2016年，第1039页。
[3]（宋）叶隆礼：《契丹国志》卷13《景宗萧皇后》中记载："赵妃因会饮毒后，为婢所发，后酖杀之"，上海古籍出版社，1985年，第142页。
[4]刘中申：《钩吻的本草学研究》，《中医药学报》，1984年第5期，第64页。

契丹妇女特殊的面部妆容，是为保护皮肤的需要而产生的。庄绰在《鸡肋编》解释了这种妆容：北方气候严寒，寒风凛冽，在入冬之时，契丹妇女在脸上涂上栝楼，不但每天不洗，而且日日加敷，直至春天时洗去。因为皮肤久不接触空气，也免受寒风的侵袭，因此洗去时皮肤洁白如玉。由于栝楼这种植物呈金黄色，涂到脸上后，远看像佛面，所以称之为"佛妆"。涂佛妆的黄物指栝楼。栝楼别名地楼、瓜蒌、吊瓜，属葫芦科，生长适应性强，耐寒。根据现代医学的研究，栝楼的根、茎、皮、果实、籽均可入药，可治痰、喘等时疾，可抗菌抗癌。而"佛妆"利用的是栝楼的另一种功效——防止皮肤皲裂，且有助于皲裂皮肤的恢复。《本草纲目》"草部"中记载，栝楼有"悦泽人面、面黑令白"的功效，并记载了美容偏方"栝楼瓤三两，杏仁一两，猪胰一具、同研如膏，每月涂之，令人光泽，冬月不皲。"[1]民间也有俗语"（栝楼）瓜瓤洗手，可治冻裂"，可见栝楼对保护皮肤有很好的疗效。

随着契丹与周边部族交流频繁，很多中原地区的药物及方剂也传入辽朝社会，为其所接受，如清代学者陆长春在《辽宫词》提及辽朝时期端午节有饮大黄汤的习俗："国主及臣僚饮宴，渤海厨子进艾糕，各点大黄汤下。北呼此节为'讨赛篱'。"[2]"大黄汤"的方剂名出自汉代的《金匮要略》，后

---

[1]　（明）李时珍：《本草纲目》，人民卫生出版社，2004年，第1271页。
[2]　（宋）叶隆礼：《契丹国志》卷27《岁时杂记》，上海古籍出版社，1985年，第252页。

名见《普济方》，具有利大便、散风活血之功效，主治"坠马
及一切筋骨损，腹中有惊风瘀血，烦闷，不省人事"。此外，
辽朝社会饮茶之风兴盛，人们已经懂得茶具有开胃消食的作用，
同时契丹上层社会的饮食非常讲究，注重卫生和保健，并有了
调理身体的饮食和医药。

（二）契丹民族的医疗技术

契丹医术，在传承北方民族医术的基础上，又吸收中原
医术，将之融会贯通，对后来蒙医药的发展作出了重要贡献。

契丹人的医疗主要采用北方游牧民族自古以来传承的热
疗、针灸、艾灸之法。史书记载耶律阿保机的长子耶律倍，"精
医药、砭焫之术"[1]，砭即砭石，焫即烧，属于北方民族游牧传
统疗法。针灸作为一种古老的疗法，自中原传入回鹘，契丹也深
受影响。辽太祖耶律阿保机的族弟迭里特医术高超。根据《辽史》
记载："（迭里特）尤神于医，视人疾，若隔纱睹物，莫不悉见。"
有一次，阿保机患心痛，召迭里特来看病，迭里特说："膏肓有
淤血如弹丸，然药不能及，必针而后愈。"阿保机依照他的诊断
和治疗，"呕出淤血，痛止"。[2]太宗耶律德光时期，出身于吐
谷浑医学世家的直鲁古也擅长医术，专事针灸，撰《脉诀》《针
灸书》，大行于世。明代陈第所作的《世善堂藏书目录》下卷中，
保留了直鲁古《针灸脉诀书》一卷。艾灸是北方民族自古传承的

[1]　（元）脱脱等：《辽史》卷72《宗室》，中华书局，2016年，第1335页。
[2]　（元）脱脱等：《辽史》卷112《迭里特传》，中华书局，2016年，第1649页。

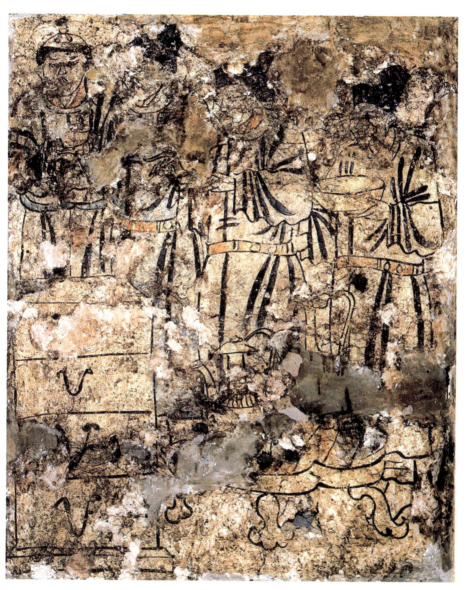

奉茶进酒图

《中国出土壁画全集3·内蒙古》，科学出版社，2012年。高95、宽75厘米。
1991年内蒙古敖汉旗南塔子乡城兴太村下湾子5号墓出土。现存于敖汉旗博物馆。位于
墓室东壁。画中四人，一契丹男仆，三汉装仆人。左起第一为契丹男子，髡发，白色圆
领窄袖长袍，红色中单，腰系蓝色带，执叉手礼。其余三人均头戴交脚幞头，腰系红色
蹀躞带，侧身站立。四人前左侧放一叠四层食盒，右侧放一黄色三足曲口浅腹火盆，盆
内放有炭火正燃，上放两个执壶，均为黄色，高者为凤首壶。

疗法，契丹社会中也多有用艾灸治疗的记载。辽人马人望在率兵追捕中，右臂中箭，用艾蒿熏灼之后，又奋力驰骋追击。

除了砭焫、针灸、艾灸外，《辽史》还记载了一种心理疗法："初，枢密使耶律斜轸妻有沉疴，易数医不能治。敌鲁视之曰：'心有畜热，非药石所及，当以意疗。因其聩，聒之使狂，用泄其毒则可。'于是令大击钲鼓于前。翌日果狂，叫呼怒骂，

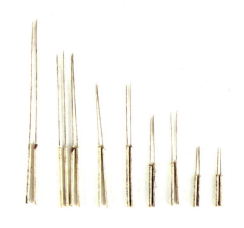

传统针灸器具

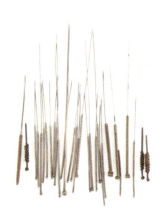

针灸针

近现代，现收藏于内蒙古国际蒙医蒙药博物馆

力极而止，遂愈。"[1] 这与三国时期华佗治疗郡守的方法相似，《三国志·魏书·华佗传》记载："又有一郡守病，佗以为其人盛怒则差，乃多受其货而不加治，无何弃去，留书骂之。郡

[1] （元）脱脱等：《辽史》卷108《耶律敌鲁传》，中华书局，2016年，第1627页。

守果大怒，令人迫捉杀佗。郡守子知之，属使勿逐。守瞋恚既甚，吐黑血数升而愈。"

契丹民族与中原交流频繁，在这一过程中，契丹人吸收中原医术，在切脉疗法上有很大的进步。关于辽代的切脉法，《辽史》记载契丹之初，医人鲜知切脉审药，兴宗时曾命耶律庶成译《方脉书》，流传民间，自是人皆通习，即使是诸部族亦知医事。耶律庶成是一个博学多识的学者，通习契丹文、汉文，在契丹统治者的支持下，耶律庶成以契丹文翻译《方脉书》，丰富了契丹的医学，也使契丹的医术前进了一大步。《方脉书》流通后，医生们学习掌握了切脉技术，就可以通过切脉判断病情。在这之前，契丹有"观其形色"断症法。所谓"观其形色"断症法指察言观色，即可获知其病情。《辽史》记载了萧制心和萧敌鲁的"观其形色"断症法。《辽史》云："制心，小字可汗奴。父德崇，善医，视人形色，辄决其病。"[1]同书又云：（萧胡笃）"曾祖敌鲁，明医。人有疾，观其形色即知病所在。"[2]而切脉和闻问结合，比之前单靠观察增加了诊断的准确性，望闻问切"四诊疗法"成为契丹治疗一般疾病的制胜法宝。专就诊断来说，只用观察诊断很难做到周密，具有一定的片面性。所以，契丹民族在自身医疗基础之上，吸收了中原医术，在一定程度上改变了当时北方民族医疗的面貌。

[1] （元）脱脱等：《辽史》卷82《耶律制心传》，中华书局，2016年，第1424页。
[2] （元）脱脱等：《辽史》卷101《萧胡笃传》，中华书局，2016年，第1582页。

契丹社会中还有一些极具民族特色的医药学内容，如尸体处置及冰敷法。《旧五代史·契丹传》记载："契丹人破其尸，摘去肠胃，以盐沃之，载而北去，汉人目之为'帝耙'焉。"《契丹国志》也有记载："国人剖其腹，实以盐数斗，载之北去，晋人谓之'帝耙'"。宋代文人笔记中也有记载："以刃破腹，取其肠胃涤之，施以香药、盐矾，五采缝之；又以尖苇筒刺于皮肤，沥其膏血且尽。"[1] 这些材料表明契丹民族对尸体的处理方法是剖出肠胃，于腹中填盐数斗。寇宗奭在《本草衍义》中列举食盐的功效时，也以"北狄用以淹尸，取其不坏也"为例。[2] 其后，郑思肖在《心史》中述及鞑靼风俗时，也有"以刀破腹，翻涤肠胃，水银和盐纳腹中"的处置方式。[3] 可见契丹民族对尸体进行处置的技术是在北方民族医药系统中得以传承的。此外，内蒙古豪欠营出土的契丹女尸也表露出了明显的人为操作痕迹，这也是契丹女尸得以长久保存的关键，不仅表明文献记载并非虚构，也有力地印证了契丹民族在防腐术方面的独到见解和卓越成就。

冰敷法属于契丹传统疗法之一。关于冰敷，宋人江休复记载为："北虏冰实羊肠，文州羌取蛇韬首绕头上，治上热。"[4]

[1] （宋）文惟简：《虏廷事实》，《说郛》涵芬楼本，中国书店出版社，1986年，第49页。

[2] （宋）寇宗奭撰，颜正华、常章富、黄幼群点校：《本草衍义》，人民卫生出版社，1990年，第33页。

[3] （宋）郑思肖：《心史·大义略叙》，明崇祯刻本。

[4] （宋）江休复著，储玲玲整理：《江邻几杂志》，《全宋笔记（第1编，5）》，郑州：大象出版社，2003年，第155页。

这里的"北虏"即辽朝。这种冰敷降热的方法契丹人经常使用。而且，这种治疗方法无疑是契丹民众和医者长久以来与发热疾病作斗争的经验总结。辽太宗耶律德光就曾用这一方法进行过救治："契丹主至临城，得疾；及栾城，病甚，苦热，聚冰于胸腹手足，且啖之。"[1]

可见，契丹医学与中原医学的融合，推动了契丹医学的发展，并奠定了蒙医药历史文化的基础，丰富了中国的医学宝库。

三、女真时期的医药文化

女真族源于隋唐时期的黑水靺鞨，一直生活在我国东北地区，过着渔猎、农耕的生活。女真族一度臣服于辽朝。辽朝后期，女真族不堪忍受辽朝统治阶级的压迫，在女真完颜部领袖完颜阿骨打的带领下建金灭辽，后又灭北宋，实际控制了中国的北部地区，并与南宋保持了长期的对峙，后来被漠北兴起的蒙古与南宋联合所灭。

（一）女真族对药物的认知

女真族生活的东北地区，森林茂密，药材丰富，《金史》《大金国志》《三朝北盟会编》《契丹国志》等均有记载，如《大金国志》载：女真"地饶山林，田宜麻谷，土产人参……松实、白附子"[2]，与《契丹国志》的记载如出一辙。《大金

---

[1]（宋）司马光：《资治通鉴》卷 286《后汉纪一》，中华书局，1956 年，第 9356 页。

[2]（宋）宇文懋昭：《大金国志》卷 39《初兴风土》，齐鲁书社，2000 年，第 286 页。

国志》收录北宋许亢宗所作行程录中云："东望大山，金人云，此新罗山。山内深远，无路可行。其间出人参、白附子。"[1]除去《大金国志》《契丹国志》外，《金史》对金朝境内所产药材的记载尤为详细，主要有：西京路，大同府盛产黄连、白药煎、芥子煎、甘草、枸杞、地薰等等。[2]丰州，盛产不灰木、地薰。[3]朔州，盛产荆三棱、枸杞。[4]中都路，大兴府药产滑石、半夏、苍术、代赭石、白龙骨、薄荷、五味子、白牵牛。[5]南京路，开封府盛产地龙、黄柏。[6]河北西路，真定府产药材有茴香、零陵香、御米壳、天南星、皂角、木瓜、芎、井泉石。[7]山东东路，益都府盛产鲨鱼皮、天南星、半夏、泽泻、紫草。[8]山东西路，东平府盛产天麻、全蝎、阿胶、薄荷、防风。[9]大名府路，大名府盛产梨肉、樱桃煎、木耳。[10]河东北路，太原府盛产松脂、白胶香、五灵脂、大黄、白玉石。[11]河东南路，平阳府盛产解盐、隰州绿、卷子布、龙门椒、紫团参、甘草、苍

[1]（宋）叶隆礼：《契丹国志》卷26《诸蕃记》，上海古籍出版社，1985年，第246页。
[2]（宋）宇文懋昭：《大金国志》卷40《许奉使行程录》，齐鲁书社，2000年，第296页。
[3]（元）脱脱：《金史》卷24《地理上》，第564页。
[4]（元）脱脱：《金史》卷24《地理上》，第565页。
[5]（元）脱脱：《金史》卷24《地理上》，第568页。
[6]（元）脱脱：《金史》卷25《地理上》，第573页。
[7]（元）脱脱：《金史》卷25《地理中》，第589页。
[8]（元）脱脱：《金史》卷25《地理中》，第603页。
[9]（元）脱脱：《金史》卷25《地理中》，第609页。
[10]（元）脱脱：《金史》卷25《地理上》，第589页。
[11]（元）脱脱：《金史》卷26《地理下》，第629页。

术。[1]京兆府路，京兆府盛产白芷、麻黄、白蒺藜、茴香、细辛。[2]凤翔路，凤翔府盛产芎藭、独活、灯草、无心草、升麻、秦艽、骨碎补、羌活。[3]临洮路，临洮府盛产甘草、庵蕳子、大黄。[4]

除了上述史料中所记载的金朝自产药材以外，还有一些药材是从其他地区输入的，如《金史》所载泗州场的岁供中，就有"犀象丹砂之类"[5]。《三朝北盟会编》亦载，南宋曾将生姜、陈皮等药材输入金朝。金朝与南宋之间还开设有榷场，如开封府"有药市四，榷场"[6]。虽然目前还没有发现关于药市所交易药材的具体情况，但是药市的存在足以说明金朝药材的丰富性。此外，金朝有些药材广泛记载在金朝的医书之中，如张从正《儒门事亲》论述疗消渴病时，所用到的药材包括黄连、栝楼、麦门冬、去心知母、葛根、铅丹、附子等。在治疗白内障时，所用到药材有艾、蔓菁子、甘菊、荆芥穗、当归、地黄、川芎、赤芍药、白丁香、防风等。在治疗瘿疾时，所用到的药材包括海带、海藻、昆布、海蛤、泽泻、连翘、猪靥、羊靥、通草、杏仁、牛蒡子、吴射干、诃黎勒等。[7]

[1] （元）脱脱：《金史》卷26《地理下》，第634页。
[2] （元）脱脱：《金史》卷26《地理下》，第641页。
[3] （元）脱脱：《金史》卷26《地理下》，第644页。
[4] （元）脱脱：《金史》卷26《地理下》，第653页。
[5] （元）脱脱：《金史》卷25《地理中》，第589页。
[6] （元）脱脱：《金史》卷50《食货五》，第1115页。
[7] （金）张从正：《儒门事亲》，辽宁科学技术出版社，1997年。

（二）女真族的医疗技术

女真族主要生活在东北地区，一直以渔猎为生。早期女真族社会对疾病的认知和应对能力低下，医疗水平相对较低，因此对于一些疾病，既无所知，又无医药，他们会依赖仪式性的活动祈求疾病消退，或是采取隔离的方式，以牺牲患者的方式保全其他人。《大金国志》记载："其疾病无医药，尚巫祝，病者杀猪狗以禳之；或用车载病者入深山大谷以避之。其亲友死，则以刃劙额，血泪交下，谓之'送血泪'。死者埋之，而无棺椁。贵者生焚所宠奴婢、所乘鞍马以殉之。其祭祀饮食之物，尽焚之，谓之烧饭"。[1] 这种类似隔离的方式，虽然是无医药下的无可奈何之举，但这样的做法却使传染性疾病能够及时得以预防，不能不说也是女真族的一种医疗方式。即使后来女真建金之后，金朝社会中涌现出诸多医者，巫医也依然存在于女真族中，巫祝法也依然存在。

此外，艾在金代女真族中亦有多种用途，如治疗寒疾，《金史》载："纥石烈牙吾塔，一名志……司农少卿张用章以行户部过宿，塔饮以酒。张辞以寒疾，塔笑曰：'此易治耳。'趋左右持艾来，卧张于床，灸之数十。"[2] 再如用艾草来驱蚊之法。宣和七年(1125年)，北宋许亢宗出使金朝，回宋后上书行程录，即《宣和乙巳奉使金国行程录》，其中记载了以艾草熏蚊蝇之

[1] （宋）宇文懋昭：《大金国志》卷39《初兴风土》，齐鲁书社，2000年，第286页。

[2] （元）脱脱：《金史》卷111《纥石烈牙吾塔》，中华书局，1975年，第2460页。

法："秋夏多蚊虻，不分昼夜，无牛马能致。行以衣包裹胸腹，人皆重裳而披衣，坐则蒿草熏烟，稍能免。"[1] 此法现在在很多地区依然沿用。

金代女真族的医学水平较之汉族要低一些，如贞元元年（1153 年），海陵之母大氏"有疾"，却因没有良药而"诏以钱十万贯求方药。"[2] 故金代早期统治者比较注重汉族等其他民族的医药经验，如在攻陷汴京时，掳走宋宫廷内诸科医生数百名，医书、药物甚多，促进了自身医药文化的发展，医者、医术都在传承的基础上继续发展和进步。

综上所述，在 13 世纪以前的漫长历史进程中，在北方草原上生活的诸多游牧民族在与自然的共生共存中，特别是在同疾病斗争的实践中，积累了适合当时的社会、经济、生活习惯，以及本地区地理、气候的治疗方法，这些积累的医疗卫生知识与经验，对中国蒙医药文化的发展奠定了基础。

[1] （宋）宇文懋昭：《大金国志》卷40《许奉使行程录》，齐鲁书社，2000 年，第 296 页。
[2] （元）脱脱：《金史》卷 63《后妃上》，中华书局，1975 年，第 1507 页。

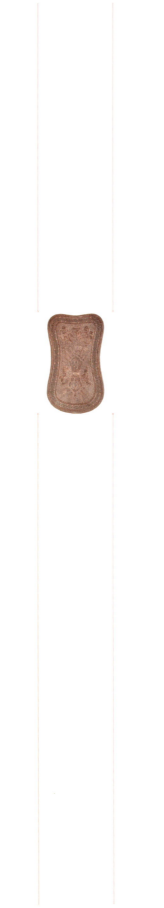

第二章

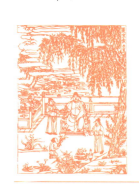

元朝时期的
蒙医药文化

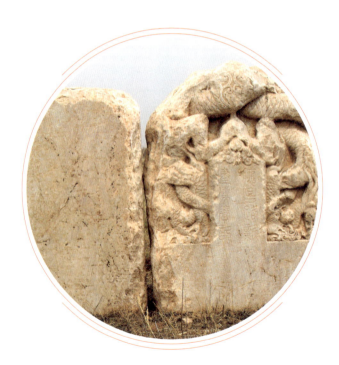

早在 13 世纪蒙古族崛起之前，蒙古族先民吸收北方民族数千年积累的许多医疗保健经验，在长期同自然界和疾病作斗争的实践中，发明与发现了许多适于草原环境和气候特点的医药知识和医疗技术。元朝建立后，随着各民族交往交流交融的加深以及与欧亚各国经济联系更加紧密，蒙医药在理论和实践上也渐成体系，蒙医药学也进入了一个新的发展阶段。

第一节　早期蒙古族的医药文化

　　就目前流传的资料来看，"蒙兀室韦"是《旧唐书》中有关蒙古族名称的最早记录。此后，《辽史》《宋史》和《契丹国志》等则称其为"萌古""萌古子""朦骨"或"蒙古里"等。可见，辽金宋时期，中原地区并未出现蒙古族的固定汉语称谓。有学者依据文献资料"蒙兀室韦"一称，而室韦又是东胡的一个分支，认为蒙古源于室韦。随着学界不断探讨成吉思汗统一蒙古高原之前蒙古族的起源、形成和发展历程，目前，学界已基本明确了蒙古族源，普遍承认蒙古族源于东胡。

在漫长的历史发展过程中，蒙古族先民已经积累了原始的医疗知识，发明了医疗救治方法，但由于蒙古族早期缺乏文字记录的传统，直到成吉思汗征服乃蛮部之后，才逐步开始有文字记载，正因如此，当时的医疗技术没有进行系统性的梳理和记载，缺乏蒙医药方面的专著，但在其他文献和著作中，保留下来了一些蒙医药文化。这些有关早期蒙医药的事迹，散见于一些古代史书和蒙古史料，如《汉书》《后汉书》《三国志》《蒙古秘史》《元

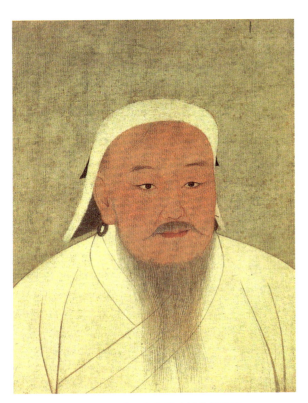

成吉思汗画像，中国国家博物馆藏品
成吉思汗，名铁木真，是蒙古汗国的缔造者和第一任大汗，他首次统一了北方草原，实行千百户制度，打破了草原上以血缘为纽带的氏族部落，重新划分草原诸部。

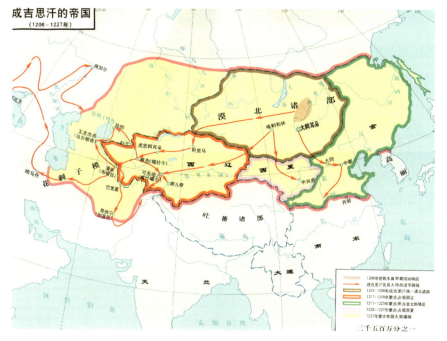

成吉思汗的帝国

选自张之联 刘学荣主编《世界历史地图集》，中国地图出版社 2002 年

史》《史集》等。从中可知，当时已经出现了适应社会生活的蒙医疗法，如灸疗、马奶疗法、火针、药物知识。

一、早期蒙古族的巫医

同其他任何医疗体系的早期阶段一样，此时的蒙医药学尚未脱离巫术。《长春真人西游记》中记载："师辞退，逮正旦，将帅、医卜等官贺师。"[1] 这里的"医卜"就说明当时巫医一体的社会现实。蒙古族早期信仰萨满教，当罹患疾病或遭受自然灾害时，即请巫师驱邪治病。在《蒙医偏方疗法》中记

[1]　（元）李志常 撰，党宝海 注：《长春真人西游记》，河北人民出版社，2001 年，第 86 页。

载："……秦玉之母生病，请巫师治之……当遭祸害、饥馑、疫疬盛行时，亦请巫祭祀祷之"。再如哈布勒可汗的妃子患病时，也请鞑靼部落的萨满巫师来治疗。[1] 公元 13 世纪之前的弘吉剌部人常患足疾，当时的萨满教巫师认为这是因为他们未经商议就先于他人走出，以致踏坏了其他部落的炉灶，所以他们的罪孽才落到了他们的脚上。再如牲畜得了传染病，一般认为是神灵降怒，也要请萨满祈禳消灾。《元朝秘史》记载窝阔台在征金时患病，"命觋巫之，卜者卜之，则曰：契丹百姓水土之神主，以其百姓，人烟受掳也，城池村镇被坏也，故急为祟焉。"[2] 在《蒙古秘史》中也有萨满为窝阔台实施巫术的记载：窝阔台中风昏迷时，萨满巫师们奉召为其治疗，他们用动物的内脏来占卜，认为中国的山水迁怒于窝阔台汗，只有送还俘虏、牲畜和食物方可赎罪。但是通过进一步的占卜，认为这还远远不够。于是萨满巫师们提出要以皇室中的一位成员作为牺牲，当他们决定这样做时，窝阔台汗从昏迷中清醒过来要喝水。这被看作是萨满所建议的牺牲颇为合适的兆头，于是皇室的拖雷为救窝阔台喝下毒酒。

可以说蒙古族古代医学是由以萨满医术为代表的原生性宗教医疗与民间经验组成，当时的巫师应用偏方、土药方等朴素的医药知识和一些简单的疗术。故在治病时，除了仪式、咒

[1] ［波斯］拉施特：《史集》第一卷，北京：商务印书馆，1983 年，第 103-104 页。
[2] 佚名：《元朝秘史》，上海古籍出版社，2007 年。

语外，常常用药剂加以辅助。正如《蒙古族原始萨满医术考》中所说："蒙古族古代医学与原始宗教萨满教的互相结合，就蒙医学产生、发展的全部过程而言，并非一概都是消极的，尤其是在一定的历史条件下，原始萨满教对蒙医学的发展起了积极的促进作用，原始萨满医术的不少内容是古代蒙医学的主要组成部分，有其独到之处。"[1]

除了巫医之外，蒙古族早期也有像"林木中百姓"兀剌速惕等三部落中的医生那样，世代以植物性药物治病，具有朴素的医疗和药物知识，并因此"闻名于世"。

二、早期蒙古族的药物学知识

药物是防治疾病的重要手段之一。早期蒙古族民众生活的地域既有广阔的草原，也有成片的森林，其中有丰富的药用植物，如《神农本草经》记载的主产于内蒙古地区的肉苁蓉。陶九成所编著的《辍耕录》中记载："鞑靼田地，野马或蛟龙，遗精入地，久则发起如笋，上丰下俭，鳞甲栉比，筋脉连络，绝类男阳，即肉从蓉之类……时人掘取洗涤，去皮薄切晒干，以充药货，功力过肉苁蓉百倍"。早期蒙古族在放牧和狩猎的过程中，时时刻刻与植物打交道，逐渐认识到它们的营养、毒性和防病、治病作用，掌握了某些植物性药物，即"草药"，也积累了丰富的药物知识。拉施特所著的《史集》中曾记载，

---

[1] 博·阿古拉萨仁图雅:《蒙古族原始萨满医术考》,《中华医史杂志》, 1999年第1期, 第53-55页。

成吉思汗以前居住在鄂毕河上游森林里的兀剌速惕、帖良古惕和客思的迷，这些部落熟悉蒙古药剂、以蒙古族疗法很好地治病闻名于世的史实。[1]1247 年（贵由汗二年），来到蒙古汗国谈判的西藏代表萨迎要求西藏把"牛黄"作为向蒙古汗国进贡的重要贡品，并指出这是蒙古人"甚为喜爱"之物。牛黄，即牛的胆结石，是一种极珍贵的药材，具有清热、解毒、定惊等效用。内服可治高热神志昏迷、癫狂、小儿惊风抽搐等症。外用能治咽喉肿痛、口疮等症。例如《蒙古秘史》中记载："布力格可汗、胡图格汗二人知晓'扎达'的用法。"南宋著作《黑鞑事略》的注释里叙述蒙古人使用的"Jada"的解释为："此石称 Jada，乃走兽腹中之石。大者如鸡卵，大小也不齐，尤其牛马中者贵，盖即所谓牛黄、马宝、狗宝之类也。"由此可见，蒙古人对牛黄的药效早就有所认识。此外，《新修本草》中还记载了许多北方草原、森林中珍贵的药材资源。

早期蒙古族在认识药材的同时，也将这些药材加以应用，尤其是在长期的治伤实践中发现了治伤的药物，并且积累了用药物治疗外伤的经验。拉西朋斯克所著的《水晶珠》记载："旺德尔头部受了伤，铁木真亲自上药，叫他在家养伤……"，这说明当时已经有了战伤外科专用药物。民间许多治疗外伤的草药流传至今。例如，地锦草是蒙古地区常见的一种野草，蒙古

---

[1] ［波斯］拉施特：《史集》第一卷，商务印书馆，1983 年。

人在野外活动中受了创伤就把地锦草挤出的汁液涂在伤口，血液很快就凝固，如果是轻微的创伤，不久就能愈合。因此在巴彦淖尔、鄂尔多斯等地的群众根据它的治伤作用定名为"焊伤草"。此外，早期蒙古族对毒药的配制及其使用也有所掌握。史书记载，成吉思汗的父亲也速该领铁木真去弘吉剌部特薛禅家定亲后返回的途中，吃了塔塔儿人放有毒药的食物，回到家里后死去，显然这是一种慢性毒药。早期蒙古汗室内部斗争中，也常常使用毒药。前述史料中所说的拖雷就是因为巫师占卜认为需要皇室一人的牺牲为代价救回窝阔台，很明显，拖雷所饮的咒水中被投放了毒药。上述记载均证明了早期蒙古族对毒药的配制和应用很熟悉。

三、早期蒙古族的治疗技术

（一）灸法

火的使用，在蒙医药文化发展的早期是不可忽视的。在寒冷、风雪等恶劣的自然条件下，可想而知，火对蒙古族先民的生活有多大的意义。他们不仅把火作为神灵物加以崇拜和祭祀，而且使之在防病治病中也发挥着不可替代的作用。灸法是北方民族历久传承的疗法，被蒙古先民继承，并且在与疾病斗争中积累了经验，有了更进一步的发展，出现了热熨、灸法、火针等多种治疗方法。公元八世纪，著名医药学家宇妥·宁玛·云丹贡布所著的《四部医典·本续》里有"蒙古灸法"的记载，蒙古灸法是将小茴香拌油加热后，用毛毡包扎的一种热灸法，适于北方民族多发的脏寒之满病。除此之外，早期蒙古族为了治好伤者，先给他服用草药，后外用草药包扎伤口，在出血的部位用热石头压住伤口止血，生火后把火移除，让患者躺在高温的地面上，起到热疗的作用。据《多桑蒙古史》记载："铁木真别又经一难，时从行者仅其二友、不儿古赤、不儿古勒二人，遇泰亦赤兀十二骑，铁木真独与战，敌骑十二矢并发，伤其口喉，痛甚，昏坠马。不儿古勒燃火热石，投雪于石上，引铁木真口，以蒸汽熏之，及凝血出，呼吸遂通。"[1]

（二）饮食疗法

蒙古人的饮食可以分为白、红二食，在饮食方法上积累了非常丰富的经验，并在长期的生产生活实践中产生和发展了饮食疗法。蒙古族人民流传着一句民间谚语："病之始，始于食不消；药之源，源于百煎水"，意为饮食不当是致病的首因，无论奶、肉还是茶，只要食用得当，都可以起到滋补、强身、防治疾病的作用。百煎水即经煮沸多遍的开水，使用这种煮过的水后，消化系统的疾病会大大减少，这与现代医学看法是一样的。13世纪法国方济各会修士鲁布鲁克曾在他的游记中这样写道："我们经受的饥渴、寒冷和疲乏是没有穷尽的……每当到傍晚，他们经常给我们吃羊前腿肉、肩甲、肋骨肉，而且可以尽情地喝肉汤。我们喝了肉汤后就完全解除了疲劳。"可

---

[1] [瑞典]多桑：《多桑蒙古史》，中华书局，1962年，第38页。

见，羊肉、羊肉汤对于蒙古族民众来说，是驱除寒冷、解乏的绝好物品。

蒙古族的饮食疗法中，马奶疗法是流传至今的一种有效方法。从汉代以来，北方民族已经能把马、驼、牛、羊乳经发酵制成酸奶酪。酸马奶是以马奶为原料、曲种发酵酿造而成的饮料，又称"忽迷思"。国外一些文学文献里描述，忽迷思可以久存，相传"其性滋补，且渭其能治瘵疾"。蒙医认为酸马奶具有补血、止渴等功效，用于治疗肝腑热。《蒙古秘史》中就记载了蒙古人普遍酿制酸马奶和喝酸马奶的史实。如成吉思汗的十代祖先孛端察儿早年流浪的时候，曾"每日必至，索求酸马奶喝"，当时称酸马奶为"额苏克"。酸马奶暑天饮用清凉下火，使人神清气爽，有助于提升人的思维活动，还能帮助消化，治疗溃疡，具有强身、治疗各种疾病的功效，尤其对伤后休克、胸闷、心前区疼痛疗效显著。《蒙古秘史》记载，成吉思汗在一次作战中，因颈部受伤失血过多，陷入了昏迷状态。当他从昏迷中醒来时，想喝酸马奶，于是其部下者勒蔑不顾生命危险，到敌阵中偷取马奶给成吉思汗解渴。实践及临床研究表明，马奶（包括马奶酒）在应对失血过多的症状时，具有很明显的效果。蒙古族在日常生活中发现了马奶的独特功效，所以者勒蔑甘冒生命危险为成吉思汗去寻找马奶。

不仅如此，蒙古士兵在行军过程中如果饥饿难耐，就饮用马奶果腹。《黑鞑事略》里有一段关于蒙古人军粮的记载："其军粮：羊与洗马。手捻其乳曰洗。马之初乳，日则听其驹之食，夜则聚之以沸，贮以革器，倾洞数宿，味微酸，始可饮，谓之马奶子。"[1]通过搅拌发酵而酿制成的马奶酒富含丰富的蛋白质和脂肪，酸甜可口且酒精含量低，不仅可以止渴充饥，而且有驱寒暖身，补虚强身的作用。这是蒙古族在长期的生产和生活实践中细致观察和尝试的结果。

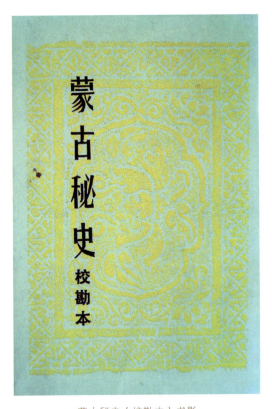

蒙古秘史（校勘本）书影

（三）外伤疗法

蒙古族善于骑射，在进行战斗的过程中，往往会出现各种外伤等紧急状况，因救助伤员、处理伤口的需要，蒙古民众对于外伤的疗法手法娴熟，且多为经验之谈。史籍中也多处记载了蒙古民众面对外伤等紧急状况时的应对情形，其中可以反

[1] 余太山编，许全胜注：《黑鞑事略校注》，兰州大学出版社，2014年，第144—147页。

映出当时蒙古族的外伤疗法。在《蒙古秘史》中记载："成吉思汗在那次厮杀中，颈脉受伤，流血不止……者勒蔑不停地用嘴吸吮（成吉思汗颈部的）淤血，他的嘴染满了血。者勒蔑不敢依靠别人，他坐守在（成吉思汗）身旁，一直到半夜。他嘴里吸的淤血满嘴都是，咽下去一部分，吐掉了一部分……者勒蔑……寻找马奶，却没有找到，因为慌忙逃难的百姓们顾不上挤马奶，把母马都放出去了。他没有找到马奶，后来从一辆车上找到一大桶奶酪，就把这桶奶酪带了回来……者勒蔑又去找来水，把奶酪放在水中间调和好，给成吉思汗喝。成吉思汗喝一会儿，歇了一会儿再喝，歇了三次才喝完，他说：'我心里敞亮了，眼睛明亮了！'"[1]同样的经历也发生在窝阔台身上，窝阔台在一次战斗中颈部中箭受伤，忠心耿耿的部下孛罗忽勒为其不断吮吸淤血，成吉思汗见到这个情形就马上命人烙其伤口处止血，防止发炎，"走近来时，看见了斡阔歹（窝阔台）后面叠骑着孛罗忽勒。孛罗忽勒的嘴角上有血流出。因为斡阔歹的项脉中箭受伤，孛罗忽勒用嘴给他吸吮淤血，淤血遂从他的嘴角流出。成吉思汗看到后，心里难过，流下眼泪，赶快叫人烧火，烙治斡阔歹的伤口，叫人找来喝的东西给斡阔歹止渴……"[2]

通过上述两则材料可以看出，流血受伤的情况在蒙古族

[1] 余大钧译注：《蒙古秘史》，河北人民出版社，2006年，第95-96页。
[2] 余大钧译注：《蒙古秘史》，河北人民出版社，2006年，第123页。

日常生活以及行军作战的过程中时有发生，他们已经摸索出一套应对类似突发状况的行之有效的医疗方法。倘若颈部受伤，首先需要为伤者吸吮淤血，防止淤血压迫气管，这种自然疗法有防止空气栓塞的功能，意味着关闭空气与静脉之间的联系，也就是使伤口闭塞。这恰巧也是吸吮所能做到的，不这样做的话，伤者很可能会由于肺栓塞而导致死亡。虽然这一时期的蒙古人可能并不知晓吸吮伤口这一实践背后的医学理论，但这却是他们公认的治疗方法，而该方法基于详细的观察，用这种方法处理伤口，即可痊愈。当然吸吮伤口的另一个原因则是除去受伤组织中的某些有毒物质及杂质。其次，用烧热的金属烙烫伤口，以这种方式治疗外伤，是蒙古族医疗技术的巨大进步，这一方法有两个非常明显的优势：一是利用高温进行消毒；二是促进伤口快速结痂，避免伤口进一步感染。这种方式的出现极大地降低了伤者因伤口感染引起的致死率。

在受到严重创伤后失血过多导致昏厥甚至休克时，还有一种特殊的治疗方法，为罨敷疗法，或称瑟必素疗法。原始腹罨术最早记载于《元史》：蒙古军西征时，大将布智儿身中数箭，成吉思汗亲自赶到现场，令人将箭拔出，布智儿血流满身，昏迷不醒，成吉思汗命人剖开牛腹，纳布智儿于牛腹，浸热血中，移时遂更。[1] 从上述记载可知，这是一种紧急治疗方法，

---

[1]　（明）宋濂等：《元史》，中华书局，1976 年，第 3021 页。

其做法是选取活的大型牲畜，剖腹取肠，将伤者置于牲畜腹中，这种方法一直沿用到现代，可见其疗效。

此外，据史书记载，在13世纪时蒙古人就已使用皮疗术。皮疗术即杀死牲畜，立剥其皮，披在患者身上或包裹患处，以活血镇痛。皮疗术多用鱼皮来做。1267年，忽必烈汗曾遣使者赴高丽取鱼皮，鱼名为阿吉尔合蒙合，形状似牛，"称患脚瞳者，以其皮作靴则立愈，盖帝有足疾故求之"，于是高丽国王献鱼皮十七领。这一方法至今在民间仍有沿用，以羊皮治疗风湿关节疼痛，以驴皮治疗图赖症和协日乌素症，以艾虎皮治疗皮肤病。对外伤出血，则用驼毛、狗毛或人的头发等，施以烧灼疗法止血。

（四）骨伤疗法

蒙古族民众在进行狩猎、放牧、部落氏族之间的征战中，经常发生骨折等伤病，医生要进行外治，需要丰富的人体解剖学知识。而蒙古族民众因长期从事狩猎和畜牧业，对动物的生理结构有了较全面的认识，并在处理伤病的过程中积累了丰富的人体解剖学知识和骨伤科治疗经验，如《医药月帝》一书中，记载了包括蒙古族在内的北方游牧民族祖先积累的零散的骨骼解剖知识，以及独特的骨外伤诊治技术。如前臂骨往内开放骨折，则向外牵拉；若往外开放骨折，则往内牵拉，复位后，腋下垫物包扎前臂或用充气皮桶进行固定，又如对闭合性骨折，交叉复位后，用煮在肉汤里的毡子或木板作压垫固定，或者把温血与鲜奶搅拌涂在患处，固定包扎，松紧要适度，对老年宜补酒，青壮年宜补酸奶，年幼者宜补奶油。所以一旦出现骨折，蒙古族民众就根据所掌握的人体解剖知识进行医治，并取得明显的疗效。公元1263年，在与南宋军队作战的过程中，蒙古将士匣剌"矢镞中左肩不得出。钦察惜其骁勇，取死囚二人，刮其肩，视骨节浅深，知可出，即为凿其创，拔镞出之，匣剌神色不为动"。13世纪初，成吉思汗的军中随行的有治疗金疮、跌仆、骨折等的外科医生。可见，早期蒙古族民众对骨伤疗法既有经验，又很重视，这也促进了蒙医药学中的骨伤疗法的发展。

（五）按摩疗法

蒙医传统按摩疗法，施术时多用牛奶、驼奶、奶油作为基础按摩底油，用银碗、青铜镜及银杯等作为按摩工具，用来治疗食不消、腰腿痛、风湿性关节炎、子宫移位症、创伤和骨伤等。学者认为用于按摩的银器不同于一般民用银器，如银碗没有底座，碗如半个乒乓球形，银杯底部呈圆形，表面光滑，都非常适用于按摩术。此外，沾黄油等进行按摩，或在患者身上喷洒奶酒、白酒等。史料中对这一时期的按摩疗法也有记载，如据《蒙古黄金史》和《蒙古源流》记载："达延汗巴图孟和因气而得痞块，对此特木尔哈达之妇备九方白驼之奶，先后用三只银杯和银盘进行按摩，摩出七块似水藻之物，故而得愈"。

（六）治疗脑震荡

早期蒙古族还有治疗因坠马、跌倒等外伤所致的脑震荡的技术，应用"以震治震"的原理。具体方法如下：患者一旦发生脑震荡，让伤者紧咬一根平置的筷子，乘其不备，猛击露在未伤大脑一侧的筷子头，使脑部因震而复位。或是挖一个浅坑，令伤者仰卧，后脑勺放入坑中，旁人在坑旁用小石砸击地面，使脑部受震而还原。这一做法为后世所沿用，称为"正脑术"。

（七）隔离预防法

古代蒙古地区缺医少药，依照北方游牧民族的传统，对有严重疾病的患者必须采取隔离措施，这也是当时预防疾病的有效手段。13世纪，意大利天主教会支派方济各会的创建人普兰·迦儿宾出使蒙古后在报告中写道："当某人患重病医治不好时，就在他的帐幕上立一支矛，并以黑毡缠绕在矛上，意味着从这时起任何外人不能进入其帐幕的界线之地；当临死的痛苦开始时，几乎所有人都离开了他，因为在他死亡时在场的人，这个月内就不能进入任何首领的帐幕。"病人所患之疾如果具有传染性，外人去探视就有可能被传染，所以在患者的帐幕上立一支缠有黑毡的矛，起到警示作用，告知人们暂时不要前去探望。病人临终时，身旁的人也可能被传染疾病，严禁逝者身边的人在一个月内进入各王或皇帝的住处，也是为了防范疾病传播。同样，在《多桑蒙古史》中也有一则与之一致的记载：

"设有疾，则植一矛于帐前，除看护者外，无人敢入其帐。若死，其亲友则悲号，已而遽葬之，盖以为死者已受恶鬼之制也。"[1] 可见，当时的蒙古族民众已经有了朴素的隔离预防法意识。

（八）药浴法

据史料记载，早在 13 世纪时，蒙古族人民就发明运用了药浴疗法，取得了显著成绩。例如蒙哥可汗的皇后胡图克泰患病时，服用大黄汤药的同时施以大黄药浴的外治疗法，鲁布鲁克在他的《游记》里记载："合答（或胡图克泰）皇后患病，将大黄切碎，几乎成为粉……放进水里……喝了一些圣水和大黄，并用这种水濡湿了她的胸部，皇后病愈。"

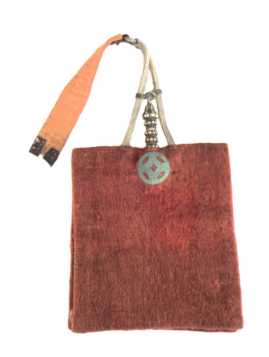

圣水壶
近现代 内蒙古国际蒙医蒙药博物馆藏

[1]　[瑞典]多桑：《多桑蒙古史》，中华书局，1962 年，第 28 页。

四、早期蒙古族的医疗制度

早期蒙古族民众有了简单的医疗制度。成吉思汗每次出征之前，从侍卫中选拔负责医疗事宜的人员，如 1204 年，铁木真率军出征乃蛮部落时，军中选出 80 名军士在行宫留守，其中就有专人负责医疗事务。成吉思汗规定的"扎撒黑"（治理法典）中明确规定"免除医生的税赋"的条目，鼓励发展医学。在 1206 年前后，蒙古军里设有军医，专门负责战伤外科。由此可见，当时的蒙医队伍，不但在数量方面增多了，而且社会地位也提高了。

综上所述，早期蒙古族在吸收北方诸民族医药学的基础上，伴随着社会经济文化的发展，其医药经验也在不断丰富，在实践中有了初步的发展，为蒙医药学基础理论的形成奠定了基础。

第二节　元朝时期蒙医药文化的繁荣发展

1206 年，铁木真统一蒙古各部，建立蒙古汗国，号成吉思汗。1271 年，忽必烈改国号为大元，元朝的大统一结束了我国唐末以来长期分裂割据的局面，一个统一的多民族政权、疆域空前庞大的国家为蒙医药的发展带来了新的发展契机，为传统蒙医药学的形成和发展提供了极好的历史机遇。这一时期，各民族之间文化交流日益频繁，与欧亚各国经济文化交流日益加深，使得早期蒙古族常用的蒙医骨科、蒙医灸法、刺血疗法、外伤疗法、饮食疗法，以及药物学方面的知识均有了新的发展。蒙医药在继承本民族医疗用药实践经验的前提下，不断吸纳外来的医学思想和理论，从而产生了初步的医学理论，蒙医药文化得到了新的发展。

一、蒙医药学理论体系的初步形成

这一时期的蒙古族民间医学有了以"寒热对立统一"思想为指导的朴素唯物主义医学理论。这一理论是将疾病性质分为寒症和热症两类，同时把药物、疗术、饮食也分寒、热两大类进行辨证治疗，治热症时用清热解毒、消肿止痛的寒性疗术和方药，治寒症时则用消食化淤、补血升温、通畅气血的热性疗术和方药，形成了以寒治热、以热治寒的理论性概念，成为指导古代蒙医药临床实践的总纲。其中，滋补理论注重食疗，注重让患者恢复健康，提高人体活力，增强抵抗力。《饮膳正要》一书就是在这一理论指导下产生的。以震治震理论以具有朴素辨证观点的"以震治震，震静结合，先震后静"学说为临床指导思想，既可治疗脑震荡，又能治疗胃下垂、肾下垂。此外，还有初步的解剖、用药和急救知识，并开始以哲学观作为指导，这种指导各种医疗活动的思想成了古代蒙医药学的理论基础。

随着元朝各民族交往多元，中外往来频繁，汲取融合汉、藏、回等民族，以及印度、阿拉伯等国家和地区的医药学理论和经验，极大地丰富了传统蒙医药学的内容。14 世纪初，希拉布僧格曾把印度经典《金光经》，从维吾尔、藏两种文字译本译成蒙古文。其中有治疗赫依症、希拉症、巴达干症和聚症的内容，并对其进行了详细阐释。其中还有古印度哲学"四大元素学说"和阿育吠陀医学"三元素"学说的内容。蒙医学在传统医疗经验的基础上，吸收了藏医、古代印度医学的部分基础理论和传统中医学知识，逐渐形成了具有独特理论体系和临床特点的蒙医药学，这对蒙医药理论的发展和系统化起到促进作用。

二、药学知识的丰富

早在两千多年前，蒙古族的先民就积累了不少关于药物学方面的知识。到了元朝，广阔的疆域、畅通的驿站交通使得中外各民族间的交流渐趋频繁，西域、波斯、阿拉伯等地传入的药物，大大丰富了蒙医药学知识。元代文人许有壬在《大元本草序》中说："东极三韩，南尽交趾，药贡不虚岁。西逾于阗，北逾阴山，不知各几万里，驿传往来，不异内地。非与前代虚名羁縻，而异方物产邈不可知者，此西北之药，治疾皆良。而西域医术号精，药产实繁，朝廷设官司之，广惠司是也。然则欲广《本草》以尽异方之产，莫若今日也。"[1] 可见，时人公认元朝疆域空前，西北的良药多入中原，记录这些"异方之

---

[1]　（元）许有壬：《至正集》卷31，《元人文集珍本丛刊》影印清宣统三年石印本，第十五叶 B，新文丰出版有限股份公司，1985 年，第 7 册，第 166 页。

产"可以增广《本草》。

元朝在大都专设太医院、御药院，在各地建立惠民药局，还在大都（今北京）和上都（今内蒙古锡林郭勒盟正蓝旗）各设回回药物院，掌回回药事[1]，后来均并入广惠司。广惠司（原名京师医学院）于1270年创设，1273年改名为广惠司，是一个专门负责管理回回医学的机构，职责为"制御用回回药物及和剂"，该司聘用阿拉伯医生配制回回药物。

元朝药学知识的丰富还体现在元朝时编写的药物学著作上。目前我国残存一部成书于元代的用汉语编写的阿拉伯药方总汇《回回药方》，原三十六卷，今残存四卷明抄本。该书所载各种药方中提到的药物种类，总数在千种以上。其中有些药名沿用阿拉伯文及汉语音译，药名之下附有中药名，如突鲁必的即柴胡等等。故有学者认为这部著作似不是我国回族学者独立撰写的医药学著作，而是一部译著。[2] 锡林郭勒盟蒙古族学者官布扎布所著《药方》一书收载了印度、西藏、回、汉医使用的药物和验方。元代饮膳太医忽思慧所撰的《饮膳正要》一书收录了大量前代本草所没有的、具有蒙医学特色的药物及其药性和功能，如八旦杏、人参、杏仁、山枣、肉苁蓉、甘草等，这些都是蒙医常用药材，是蒙药学的早期的初步总结整理。尤其重要的是，该书还收录了许多动物类的药材，蒙药的一大特

---

[1] （明）宋濂等：《元史》卷13《世祖本纪十》；卷88《百官志四》，中华书局，1976年。

[2] 刘迎胜：《<回回药方>与中国穆斯林医药学》，《新疆社会科学》，1990年第3期。

点是侧重使用动物药材，这是因为蒙古族在从事狩猎、畜牧业的生活中积累了不少有关动物药材的知识。《饮膳正要》也整理阐述了绵羊的头肉、肾、心、脑和马、绵羊、驴、骆驼等牲畜，狐、狼、虎、豹、熊、獾等野兽，鹿、野马、野骆驼等草食动物的所有药用部分的性、味、功能，堪称一大特色。此外，元世祖至元四年（1267年）许国祯修订的《御药院方》、名医罗天益撰写的《卫生宝鉴》等著作中，既有如安息香、南乳香等各类名贵药物，又有如陈皮、香附子、京三棱等普通药物。

在药物方剂上，14世纪时，蒙医已能够制作膏剂，《饮膳正要》中称沙棘为"赤赤哈纳"，并释为："用银或石器熬成膏"。这不仅说明蒙医很早就会制作膏剂，而且能够证明当时制作膏剂的方法也很精细。元代蒙古族医学家萨图穆苏用汉文编著《瑞竹堂经验方》一书，全书共15卷，书中保存了不

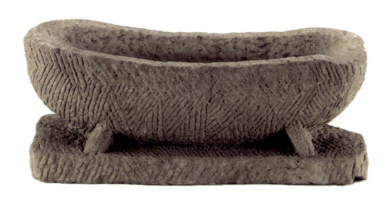

石药碾
元代 内蒙古草原游牧文化博物馆

第二章　元朝时期的蒙医药文化

少珍贵药方，有沿用至今的著名方药，如"八珍散"等成方。书中所列方剂有明显的北方游牧民族特色，如治骨伤及风寒湿痹的方剂数量大，且剂型多为携带方便的散、丸、膏、丹，而汤剂则少，用药多峻利，是"由北人气禀壮实，与南人异治故也"[1]。《瑞竹堂经验方》中的方剂被《普济方》《本草纲目》等书所援引。该书在清代乾隆时已散失无存，传到日本的原本《瑞竹堂经验方》，一直妥善保存并且有刊本。

三、医疗技术的发展

元朝时期，各民族之间经济文化交流日益扩大，蒙医药学吸收了其他民族、地区的医疗经验。这一时期，传统蒙医药学在急救法、传染病的预防与治疗、药物疗法、药浴等外治疗法上都有进一步的发展。以正骨术为例，元朝时期的骨伤外科知识在原有的基础上得到迅速发展，成为一门独立的医学分科，即正骨兼金镞科，这与当时治疗大量骑兵在征战中的外伤、骨折、脱臼有直接关系。如在《中国医学史》中说："我国伤科发达很早，唐代已有专书出现，虽我国各地传习沿用，而独于蒙古较为重视。由于蒙古人好骑、射、搏击，骨折、脱位的机会较多，到元代伤科有了显著发展。"元朝时期的蒙医骨科，在理论和实践诸方面都得到了进一步的发展和提高。元朝时期蒙医正骨行列中涌现出很多著名正骨学家，其中忽泰必烈在《金

---

[1] 《重订瑞竹堂经验方》，人民卫生出版社，1982 年，第 2 页。

兰循经取穴图解》中详细介绍了具有民族特色的治疗各类骨折与关节脱位、软组织损伤等一系列病症的疗法。13-14 世纪在锡林郭勒盟多伦淖尔问世的《回回药方》一书第 34 卷中收载的流传于蒙古地区的部分骨外伤治疗方法中就充分反映了传统蒙医正骨术的成绩和特点。与此同时，蒙医正骨术也传到了周边地区，促进了医学领域的交流，丰富了我国医学宝库。

此外，自回鹘时即传入我国北方地区的针灸术，在元朝时也有了更进一步的发展。元代名医忽泰必烈所撰《金兰循经取穴图解》一书，对针灸和经络介绍颇为详细，该书在手足三阴三阳的十二经脉基础上，加上任、督二脉，合称为十四经脉，成为元代医学家滑寿《十四经发挥》的底本。高武《针灸聚英》载："《金兰循经》，元翰林学士忽泰必烈所著，其子光济拴次。大德癸卯（1303），平江郡岩陵邵文龙为之序。首绘脏腑前后二图，中述手足三阴，三阳走属，继取十四经络流注，各为注释，列图于后，传于北方。自恒山董氏浸梓吴们，传者始广。自滑氏注十四经发挥，而人始嫌其简略矣。"

四、饮食疗法与《饮膳正要》

（一）饮食疗法

元朝时期，蒙医饮食疗法得到了较为系统的总结和发展，不仅如此，还积累了用家畜肉、野兽肉的汤对滋补身体的经验，尤其善用绵羊肉及其肉汤补体疗疾，并把丹黍米、酸马奶、乌鸡肉等蒙古传统饮食广泛应用于骨伤及其他外伤的治疗之中。

其中，《老乞大》和《朴通事》是在元末明初以当时的北京话为标准音编写的专供朝鲜人学习汉语的会话手册，这两本书记录的是高丽商人来中国经商时的所见所闻，其中涉及到了许多医药卫生保健等方面的内容，也体现了元代蒙医药文化的面貌。《朴通事》中记载了两人去茶房吃茶，先吃甜的金橘蜜煎、银杏煎，再吃凉酪。"煎"是一种果子饮料，在元代非常流行。金橘煎就是用金橘 50 个去子取皮，白砂糖 3 斤，一同熬成煎。将熬好的煎贮存到大容器里，饮用时取适量用水调服，是夏日里绝佳的饮品。不同的果子原料也具有不同的保健作用，比如金橘煎就具有润肺化痰止咳的功效。

正是由于元朝的各民族与中外文化交流的空前繁盛，不同民族间"药食同源"养生思想的相互影响，共同推动了众多关注饮食疗法文化书籍的问世。如丘处机《摄生消息论》、宋陈直（邹铉续增）《寿亲养老新书》、李鹏飞《三元延寿参赞书》，以及宫廷饮膳太医忽思慧编撰的《饮膳正要》。可以说，元朝的饮食疗法十分丰富多彩，同时也是这一时期民族交融、饮食文化交流的重要物证。

（二）《饮膳正要》

《饮膳正要》成于元朝天历三年（公元 1330 年），为元朝忽思慧所撰，是我国第一部营养学专著。书中收录了大量蒙古族传统饮食，并作了理论阐释。《饮膳正要》是元朝时期药食文化理论创新的代表著作之一。全书共三卷，三万余字，图文并茂，对元朝以前的饮食卫生、食疗养生、食品烹饪、饮食宜忌等知识作了较为全面的总结。在此基础之上还吸收了汉、蒙古、回回、畏兀儿等各族人民的药食经验，形成了独特的药食理论体系，是元朝时期药食文化交流融合的结晶，在我国营养学和食疗学中具有举足轻重的地位。

通观全书内容，主要有论、方和食物本草三部分组成，其主旨是"顺调四时，节慎饮食，起居不妄，使以五味调和五脏"[1]。第一卷和第二卷一部分是药食理论。这部分强调了养生、饮食避忌、妇幼保健的重要性，提出了养生避忌、妊娠、乳母食忌、饮酒避忌、四时所宜、五味偏走及食物利害。相反，也有中毒等食养基础理论。第二卷大部分为食疗方剂，详细叙述了95例聚珍异馔、55例诸般汤煎、26例神仙服食、61例食疗诸病，共237篇。这些食疗方剂详细标注了配料、制法、功效。既有药食两用针对个别疾病的食疗方，如食用恶实菜等，又有添加肉食的羹汤、粥米、面饼等延缓衰老的食物，如八儿不汤等。还有加入姜枣、官桂、紫苏等中草药制作的强身健体茶饮汤煎，如紫苏煎等。以"八儿不汤"为例："羊肉（一脚子，卸成事件），草果（五个），回回豆子（半升，捣碎，去皮），萝卜（两个），上件，一同熬成汤，滤净，汤内下羊肉，切如色数大，熟萝卜切如色数大，咱夫兰一钱，姜黄二钱，胡椒二

---

[1] （元）忽思慧 著；张秉伦、方晓阳译注：《饮膳正要译注》，上海古籍出版社，2014年，第9页。

钱，哈昔泥半钱，芫荽叶、盐少许，调和匀，对香粳米干饭食之，入醋少许。"将羊肉切成色数大，即骰子般大小，加捣碎去皮的回回豆子，将两个萝卜和五个草果一同炖制成汤，滤出固体后再加入羊肉块和熟萝卜，用咱夫兰（藏红花）、姜黄、胡椒、哈昔泥（臭阿魏）、芫荽、食盐配料，还可再加醋调味，就香粳米饭食用。这是一道半流质食物，羊肉味甘，性大热；熟萝卜，味甘而性温；回回豆子，味甘，三种甘味食材做主料，对应五脏之中的脾，补益和中。搭配草果味辛，温；姜黄味辛、苦，性寒；胡椒味辛，性大温，具有发散、行气或润养的作用。因此，食用八儿不汤具有补益脾胃的作用，能治疗因心情抑郁而引起的胸闷气滞、两胁和小腹胀气等病症。第三卷记述食物本草是选非矿物、无毒性之药物232种，分为米谷品44种（其中酒13种）、兽品36种、禽品18种、鱼品21种、果品39种、菜品46种、物料28种，并附本草图谱168幅，分别介绍其性味、主治及毒性，并重点论述食疗、饮食制作和食饮宜忌等，主张重食疗而勿犯"避忌"。一些域外种类还标注了产地、炮制方式，有图有文，为后人选用提供了参考。

总体来看，《饮膳正要》中说："将累朝亲侍选用珍奇异馔、汤膏煎造及诸家本草、名医方术，并日所必用谷肉果菜，取其性味补益者，集成一书。"该书博采中外、食疗精粹，保留了大量具有异域和民族特色的药食，如蒙古族的颇儿必汤（羊辟膝骨）、柳蒸羊，西天（天竺，今印度）的八儿不汤、撒速汤，畏兀儿的搠罗脱因茶饭、赤赤哈纳（酸刺）、东北海河中的阿八儿忽鱼（鳇鱼）、乞里麻鱼（中华鲟）等等。这些具有地方民族特色的食疗方都是以往医药文献典籍中所罕见的，如回回豆子、赤赤哈纳等原料均由这本书第一次收录，丰富了我国的药食库。书中详细介绍了各种食材，如记述狼肉，性热，可以治虚劳症，并录有炒狼汤，"今制造用料物以助其味，暖五藏，温中。"对以前《本草》曾经记载过的一些药物，《饮膳正要》也有所补充，使之详细，如记录塔剌不花（土拨鼠）的药性、药味、主治病症。可以说，《饮膳正要》对元朝以前的药食经验兼收并蓄，在总结前人医药饮食成就的基础上化加减裁、创新了一些药食处方。在继承我国传统药食经验之上，注重运用动物类药材、香料，既有面向宫廷滋补的美食珍馐，也有牛羊肉、鸡鸭鱼、米面食品等民间常见的大众食材。因此，《饮膳正要》成书之后，进呈皇帝，文宗批示道："命中政院使臣拜住刻梓而广传之。兹举也，盖欲推一人之安，而使天下之人举安；推一人之寿，而使天下之人皆寿。恩泽之浓，岂有加于此者哉！"也就是说，要求把《饮膳正要》大量刊刻广为流传，让天下之人都能够看到，让天下之人都健康长寿，即所谓的"安"和"寿"。这一举动大大地促进了食疗知识的传播，也促进了不同医药文化之间的交流融合。

总的来说，《饮膳正要》是我国甚至是世界上最早的饮食卫生和食疗专书，具有鲜明的多元民族融合的特点。

五、元朝的医疗制度

元朝的医疗制度，既受到唐宋医疗制度的影响，也受到了阿拉伯医疗制度的影响。中统元年（1260 年），元朝建立了太医院，掌管医疗事务和进贡药品；至元十年（1273 年），置御药局，负责大都、上都的药物；至元七年（1270 年），建立阿拉伯式的医院——广惠司；至元二十九年（1292 年），在上都和大都设置回回药物院。元朝采取了传统蒙医和中医并重的政策，这些政策对于蒙医药学吸收中医学和阿拉伯医学的理论和经验创造了有利条件。另外，元朝还加强了医药管理制度，曾多次颁布命令禁止贩卖和制造毒药、假药，规定凡是贩卖毒药害人性命的，买卖双方都要处以极刑等等。这些命令的颁布，使得元朝医药管理方面有了很大的发展与进步，也为后世所沿用。

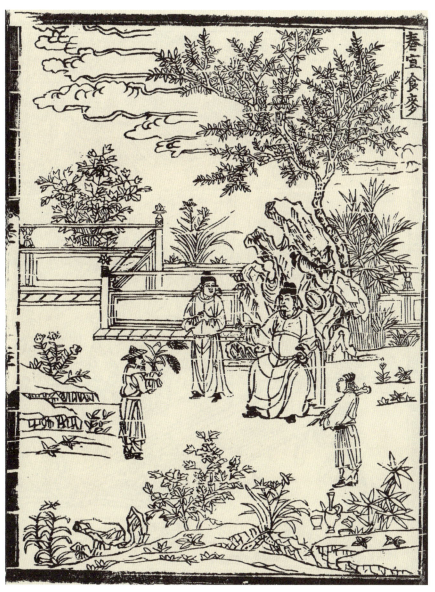

"春宜食麦"
出自《饮膳正要》，明景泰七年内府刊本

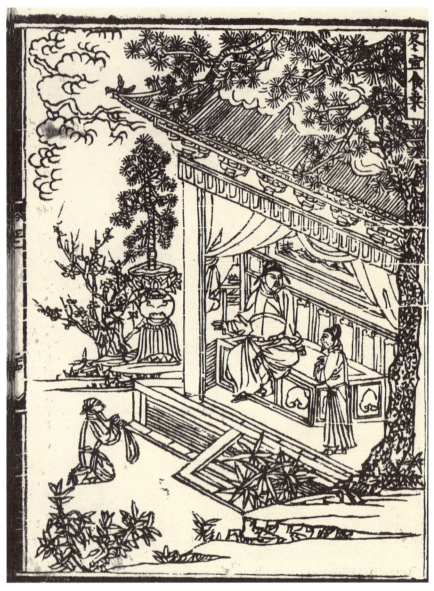

"冬宜食黍"
出自《饮膳正要》，明景泰七年内府刊本

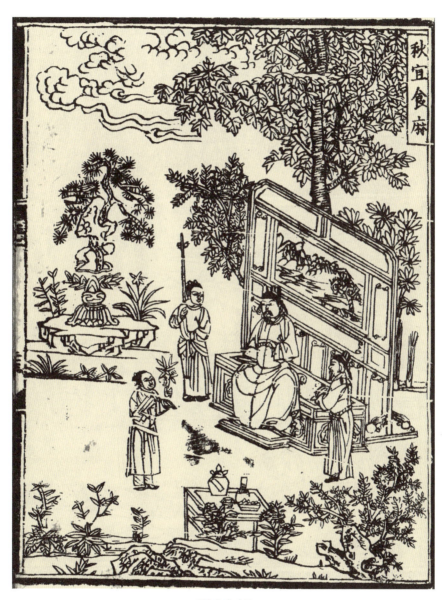

"秋宜食麻"
出自《饮膳正要》，明景泰七年内府刊本

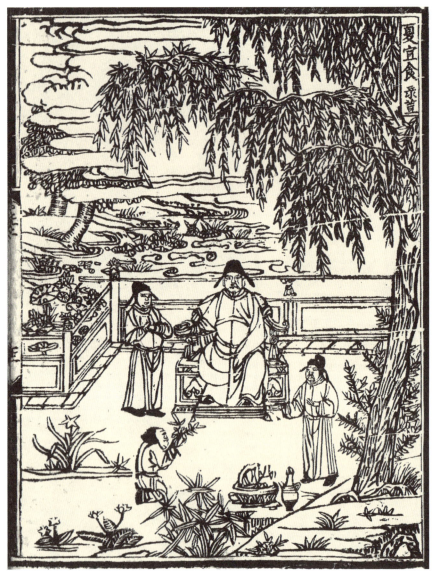

"夏宜食菽"
出自《饮膳正要》，明景泰七年内府刊本

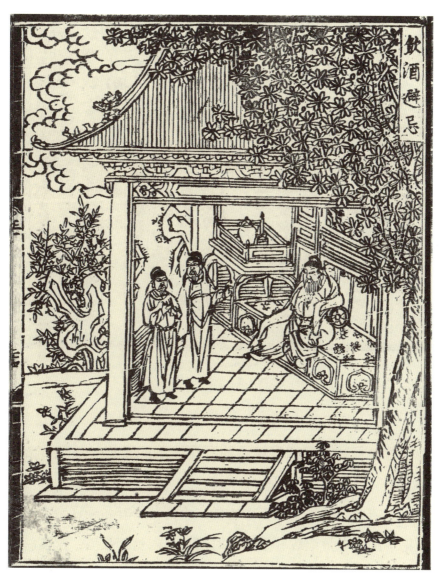

"饮酒避忌"
出自《饮膳正要》明景泰七年内府刊本

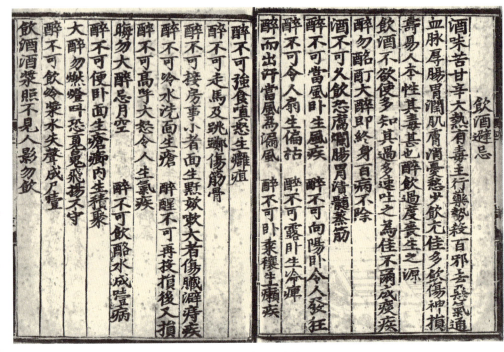

"饮酒避忌"内容

出自《饮膳正要》明景泰七年内府刊本

六、元朝三皇祭祀与元朝医药体系的建立——以弘吉剌部为例

弘吉剌部是迭儿列斤蒙古的一个部落，其名于辽金之际就已见于汉文史籍记载。金章宗时期，弘吉剌部强盛，常裹胁蒙古诸部出兵攻打金朝。元朝时期的弘吉剌部首领都是由特薛禅家族来担任。特薛禅，姓孛思忽儿，在辽金时期被称为弘吉剌婆速火部，是弘吉剌部的分支。自从成吉思汗娶了特薛禅之女孛尔帖之后，特薛禅的孛思忽儿家族取得了弘吉剌部的领导权。

成吉思汗建立了蒙古汗国以后，将特薛禅之子按陈封为千户。之后，成吉思汗将原游牧于呼伦湖、额尔古纳河、贝尔湖一带的弘吉剌部，迁居漠南，以西拉木伦河、老哈河两河流域为中心。

弘吉剌部属于元朝军队下辖的五探马赤军之一。在蒙古大军西征和南下的战场上，都有弘吉剌部参战和立功的记载。从成吉思汗、窝阔台、忽必烈到元朝中后期诸皇帝，都对该家族恩赐不断。在窝阔台汗时期，按陈封河西王，受封为万户，成宗铁穆耳又追封其为济宁王。忽必烈封按陈之子帖木儿为济宁郡王，成宗封帖木儿之弟蛮子台为济宁王。大德十年（公元1306年），成宗封帖木儿之子雕阿不剌为鲁王，此后鲁王封号世代为弘吉剌部万户世袭。

元朝建立以后，弘吉剌部在自己领地内修建了府邸。先是鲁国大长公主囊加真与驸马斡罗陈万户一起修建了应昌城（今内蒙古赤峰市克什克腾旗西达里诺尔湖西南约2公里处）是弘吉剌部的驻夏之地，之后囊加真又同济宁王蛮子台在应昌东七百里驻冬之地修筑城池，即全宁城（今内蒙古赤峰市翁牛特旗乌丹镇）。全宁城和应昌城的修筑促进了草原城市文明的发展，众多学者文人云集于此，为漠南草原的文化交流创造了条件。在元朝皇室的大力扶植之下，弘吉剌部万户和元朝诸位公主，在自己领地上修路筑城，修建寺庙，开府讲学，促进了宗教、儒学、文化艺术以及医学等方面在漠南草原的发展。

元仁宗时期，弘吉剌部的祥哥剌吉公主在全宁城修建了三皇庙，开创了全宁医学教育，为弘吉剌部医学教育培养和多民族医药文化交流作出了积极贡献。史载："今遍天下郡邑或立庙建学，有师有生，而全宁路独阙。全宁为驸马都尉鲁王分邑。延祐四年，鲁国大长公主以帝姊居藩，首捐汤沐之资，作新庙于大永庆寺之东。"如今，三皇庙已不见踪迹，但有 2 件当年三皇庙使用的器物保留了下来。

一是全宁路三皇庙铜簋。铜簋双兽耳，子母口、扁圆腹，高 9.1 厘米，宽 31.4 厘米，口径 21.3 厘米。腹部铸有铭文 3 行 22 字："皇秭大长公主施财铸造祭器永充全宁路三皇庙内用"，现存于内蒙古博物院。铭文中的"皇秭大长公主"是忽必烈的曾孙女祥哥剌吉。她的祖父为裕宗真金太子，父亲为顺宗答剌麻八剌。武宗、仁宗为其兄弟，大德十一年（1307 年），适弘吉剌氏之鲁王雕阿不剌，《元史》载："鲁国徽文懿福贞寿大长公主祥哥剌吉，顺宗女，适帖木儿子雕阿不剌。"

在《敕赐应昌府罔极寺碑》中也有记载："鲁国三子，长为孛不剌（注：雕阿不剌）驸马，大德十一年，封鲁王，尚顺皇女相哥剌吉（注：《元史》写作祥哥剌吉）。上初即位，封皇姊大长公主。子阿礼加世立，袭爵鲁王。"该碑文由刘敏中撰写于皇庆元年（1312 年）十一月，仁宗于 1311 年即位，改年号为皇庆。封皇姐祥哥剌吉为鲁国大长公主，并准许祥哥剌吉八岁的儿子阿礼加世立（注：《元史》写作阿里嘉室利）袭鲁王爵位。因此祥哥剌吉公主为感谢仁宗皇帝的恩赏，重新修缮了应昌罔极寺。仁宗延祐四年（1317 年），在全宁修建道观"文庙"和"三皇庙"。在文庙内开展儒学教育，而三皇庙则主要用来开展医学教育。

二是"元统三年"铭碑形玉祭牌。内蒙古博物院在赤峰市翁牛特旗境内征集到一件普纳公主造"元统三年"铭碑形玉祭牌。这尊玉祭牌呈碑形，分为两个部分：上为青白玉牌，长19.4 厘米，宽 7.8 厘米；正面刻三列、多字阳文，正中是"渾酪肉圣神天纵"八个大字，右上方为"元统三年皇尊姑大长公主普纳祈造"，左下方为"全宁路三皇庙恭祭"；背面光素。下为方形石座，长 15 厘米，宽 9 厘米，高 6.5 厘米。

玉祭牌碑身上的阳文反映出更加丰富的信息。右上方有"元统三年皇尊姑大长公主普纳祈造"之句。"元统三年"，即 1335 年。普纳是元成宗（1265-1307 年）之女，适鲁王孛思忽儿·相哥八剌（《元史》写作桑哥不剌）。桑哥不剌为雕阿不剌之弟。雕阿不剌去世后，弘吉剌部万户由其子阿里嘉室利承袭，阿里嘉室利去世后，万户由其叔叔桑哥不剌承袭，尚普纳公主。

弘吉剌部除了在老哈河和西拉木伦河流域的基本领地之外，在中原地区还有分封的食邑。弘吉剌部不仅在领地内修建了三皇庙，在中原食邑领地也有修建三皇庙的记载。在济宁路菏泽（今山东济宁一带）达鲁花赤《按檀不花神道碑》中也记载了"建医学，祀三皇，聚生徒，以除民疫。"

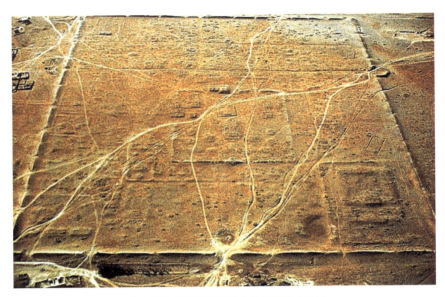

元代应昌路城址航拍图（赤峰博物馆 提供）

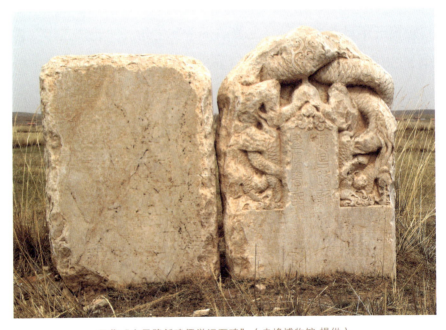

元代"应昌路新建儒学记石碑"（赤峰博物馆 提供）

2017 年 5 月，山东省菏泽市巨野县古城街铺设暖气管道时，在位于永丰街和古城街交叉路南 50 米处发现一块残碑。宽 104 厘米，厚 47 厘米，残高 173 厘米，碑首高 130 厘米。碑首完整，篆书碑额"济宁监路冀公去思之颂"，碑身只余上半部分，字迹清晰可辨。根据碑额此碑为《济宁监路冀公去思之颂》碑。该碑现存山东省巨野县博物馆，各种金石书籍中未见著录，亦未见学界有涉及，应为新发现的碑刻资料。从此，残碑的文字内容发现有"三皇"字样，"有余像，又建三皇……"可知，冀公曾在济州城内修建了三皇庙。

在我国北方草原地区，是以蒙古族为主的北方游牧民族在与自然和疾病的斗争实践中，发明和运用了许多适合当时社会环境、生产方式、生活习惯以及地理气候特点的医疗保健方法。1206 年，成吉思汗统一了蒙古各部，建立了蒙古汗国。基于战场救治伤员的需要，促进了医药事业的发展。元朝建立后，医药事业得到了进一步的规范和提高。特别是依托蒙古汗国开创的更大的交往交流空间，促进了不同地区、不同民族医药的交往交流。忽必烈设立太医院，同时还在全国各地建立惠民药局，汉医、回医与蒙医等广泛交融促进了医药事业的发展，加强了医药文化的交流。元朝重视医学事业的发展，至元九年（1272 年）又设"医学提举司，秩从五品"，主要从事医学人才的培养，同时在全国修建三皇庙，将庙学与医药学合二为一，提高了医药从业人员的社会地位，促进了医药学的发展。

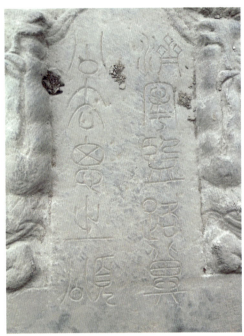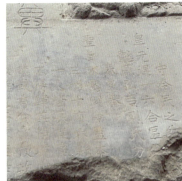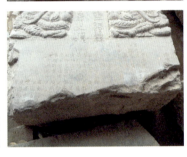

元代济宁监路冀公去思之颂 残碑

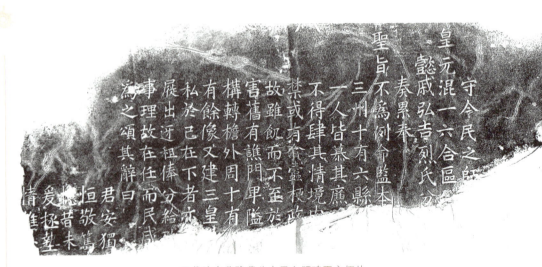

元代济宁监路冀公去思之颂碑正文拓片

元代济宁监路冀公去思之颂碑额题字拓片

　　"三皇",是中国古代传说中的远古帝王。"最早见于《吕氏春秋·贵公》等篇,有七种说法。(1)天皇、地皇、泰皇(《史记·秦始皇本纪》);(2)天皇、地皇、人皇(《史记·补三皇本纪》中引《河图》《三五历纪》);(3)伏羲、女娲、神农(《风俗通义·皇霸》第一,引《春秋纬运斗枢》);(4)伏羲、神农、祝融(《白虎通义·号》);(5)伏羲、神农、黄帝(《帝王世纪》);(6)伏羲、神农、共工(《通鉴外纪》);(7)燧人、伏羲、神农(《风俗通义·皇霸》引《礼纬含文嘉》)。最后一说反映了原始社会经济生活的发展情况。"后世王朝都视太昊伏羲氏、炎帝神农氏、黄帝轩辕氏为上古圣王加以祭祀。至元代,全国普遍祭祀三皇,形象由上古圣王变成了医药之祖。元成宗元贞元年(公元1295年),成宗诏命全国各地通祀"三皇",《元史·祭祀志》说:"初命郡县通祀三皇,如宣圣释奠礼。太皞伏羲氏以勾芒氏之神配,炎帝神农氏以祝融氏之神配,黄帝轩辕氏以风后氏、力牧氏之神配。黄帝臣俞跗以下十人,姓名载于医书者,从祀两庑。"各府州县纷纷立三皇庙,开展祭祀活动,"有司岁春秋二季行事,而以医师主之。"

　　由当朝医官主持祭祀仪式,从上古圣王变成了医药之祖,在朝堂之上引起了争议。"三皇大圣,限为医流专门之祖,揆之以礼,似涉太轻"。柳贯在《全宁新建三皇庙记》中亦称:"三皇庙祀伏羲氏、神农氏、黄帝氏,即古所谓'三皇'者。三皇开天立极之功,千万世帝王所由宗,而历代未有祠。"在碑记中，柳贯宣称三皇是"千万世帝王所由宗"，其中暗含"三皇不仅仅是医药鼻祖"的这个地位。对于全国开展的祭祀活动，他认为这只体现了"累圣稽古教民之意"的一个方面。"祠之，自我圣朝始，夫既始祠之，而其尸祝之事，乃独托之医家者流，所以神三皇之道，以兴物前用，累圣稽古教民之意。"他认为，"独托之医家者流"只是取了三皇伟大功绩的一部分。他对当朝开创"三皇"之祀表示赞同，对此他这样理解："三皇之书，大抵以医传。其书传则其道神，虽以医家者流尸其庙事，未为不严且尊也……上以寿吾君吾国，中以寿吾戚藩，而下以寿吾民乎？"

由于医药与民众生活息息相关，三皇庙的修建与祭祀活动得到了民众的广泛认同。因此，在明朝这一制度也基本被延续了下来，明朝初年，祭祀三皇仍承元制："以三月三日、九月九日通祀三皇。洪武元年令以太牢祀。二年命以勾芒、祝融、风后、力牧左右配，俞跗、桐君、僦贷季、少师、雷公、鬼臾区、伯高、岐伯、少俞、高阳十大名医从祀。"洪武四年（公元 1371 年），朱元璋对历代祭祀作了改革，发布了"自今命天下郡县毋得亵祀，止命有司祭于陵寝"的指令，要求三皇祭祀时，应由帝王大臣亲祀，提高了祭祀级别。但他只是改变了主祭官，并未改变祭祀内容。因此，三皇庙主要还是医者的祭祀对象，并和医药机构紧密联系。"三皇庙，在太医院之北，名景惠殿。永乐中建，前为景成门，门东为神库，西为神厨。"

第二章　元朝时期的蒙医药文化

嘉靖皇帝崇信道教，因此三皇祭祀也被重视起来。《明会典》中说："嘉靖二十一年（公元1542年），又建景惠殿于太医院。上祀三皇，配以勾芒、祝融、风后、力牧而附历代医师于两庑，凡二十八人。"清代亦将三皇之功，首推医药："黄帝轩辕氏曰'古昔圣人，德泽深宏，创治医药，拯济斯世，仁寿庶民。'"

把三皇作为医药之祖，并由医官主持祭礼，正是从元代开始的。按照顾颉刚先生的研究结论，认为"不受重道轻艺的传统文化束缚，为了注意民生日用，觉得医术很该重视，所以模仿了儒学来办医学，模仿了孔子庙来造三皇庙。"除此之外，元朝这个由蒙古贵族建立的王朝，其文化与中原农耕文化相比更加多元丰富，三皇成就的伟业中，医治疾病可以说是中原农耕民族和草原游牧民族两个不同社会群体的共同期望，因此得到了更大范围的接纳和认同。因此，后世虽有变革，但首推三皇在医学上的功业这一点基本没有改变，历史上，三皇庙与药王庙、先医庙、医王庙有密切关联。可以说，元代医家祭祀三皇，最大的影响就是提高了元代医生的社会地位，进而促进了医药事业、医药教育和文化事业的发展。《四库全书总目提要》中指出："儒之门户分于宋，医之门户分于金元。"

在元朝的统一要求下，作为元朝后族的弘吉剌部积极响应。因此，祥哥剌吉公主和驸马鲁王雕阿不剌，在封地全宁城修建了三皇庙，并请人撰写了记文，最后的记文由柳贯完成。柳贯在《全宁路新建三皇庙记》中记载："于是公主授使者，命属太史某记其成役，不得辞……某虽不敏，敢诵所闻，以复使者之命，而且以为记。"

对于三皇祭祀与医学教育的兴办，在弘吉剌部中原食邑的封地内，由色目官员充任济宁路达鲁花赤，很受重视。元太宗窝阔台在金朝灭亡之后对中原地区也进行了分封。《新元史》中记载："皇子阔端、驸马赤苦（赤古）、公主阿剌海、公主果真、国王查剌温、茶合带、锻真、蒙古寒札、按赤（按陈）那颜、圻（册）那颜、火斜、尤思，并于东平府户内拨赐有差。"弘吉剌部的按陈从东平府划拨的地方有济州、兖州、单州及其属县巨野、郓城、金乡、虞城、砀山、丰县、肥城、任城、鱼台、沛县、单父、嘉祥、磁阳、宁阳、曲阜、泗水等一十六县。

弘吉剌部在食邑内权力很大，官员全由其委派，赋税收入归其支配。按檀不花，曾任济宁路总管府达鲁花赤，其家族是弘吉剌部中一个庞大的色目家族。根据按檀不花家族的碑刻资料记载，按檀不花其家族为阿里马里人氏，其祖父岳雄早年追随成吉思汗受到重用。后该家族成为弘吉剌部首领国舅按陈那颜的部属，岳雄在弘吉剌部地位颇高，"班济宁忠武王（按陈）下，诸驸马皆列坐其次，事无大小，一听裁决"。蒙古灭金时，曾受命"摄忠武职，统宏吉烈一军下河南"，既而又追随按陈平定辽东，后家于松州（内蒙古赤峰市松山区及周边一带西）。弘吉剌部拥有"得任其陪臣为达鲁花赤"的权利，因此岳雄的子孙有机会到济宁路出任达鲁花赤。至元十年（公元

1273年），按檀不花出任弘吉剌部中原封地济宁路达鲁花赤，在济宁路生活四十余年，之后其家族至少三代先后在济宁路各地任职，直至元朝末年。

按檀不花家族是色目人，且这个家族是一个信奉景教（元代称为"也里可温教"）的家族。其子还是专门管理景教的掌教司官，"昔公之笠仕钦受圣旨、玉宝，管□也里可温掌教司官。重修也里可温寺宇，祝□圣寿，其移孝以尽忠也又如此。"但这个家族作为蒙古弘吉剌部家臣，对蒙古和汉文化，以及西域文化都非常重视，《按檀碑》说："识会畏吾儿文字，言语深通佛法，持戒甚谨□□□□□朝夕不殆，选元监郡，斥去华靡，一遵俭约，未尝一毫妄取。於人□斋素食月余而罢，公退之暇，招延贤俊，讲读司马氏《通鉴》，采古循吏事迹以自警省，省其律身也如此。"因此在山东济宁路，对修建三皇庙和开展医学教育活动也得到了很高的重视。

弘吉剌部公主及驸马，虽奉诏令修建三皇庙，建立医学三皇庙，也是受汉地医学与儒家文化影响的结果。《太原宋氏先德之碑》提到弘吉剌部的鲁王和公主，曾多次接受汉地医官诊治：

> 文康公和，字君和……而超，其季子也。幼已不群，经方兼诵，而师不烦。文康尝抚而语人曰：吾活人多矣，天其酬以是乎·少长，即以尚友天下善士为急，会料民为兵，家与焉，愤发曰：世儒，

而今兵耶·不脱，非夫也。乃辞亲徒步来京师，有
忽吉甫者，中山名儒也，为诸道医学提举，聚徒教授。
因往兼受二业。僦舍五里外，日啖藿粥，戴星往来，
师嘉其勤苦，使分教数十人，乃立程度，课督整励，
众皆有成。师喜而荐之，得太原医学正。……鲁国
长公主及驸马鲁王皆得危疾，诏驰传视之，至则遄愈，
主、王皆感其更生，奏以为应昌总管，赉以妻妾、奴婢、
金宝、币帛、车帐、驼、马、牛、羊甚众，悉谢不受。
告归，不许，为留者二年……大德元年俺木哥太子疾，
视之愈。二年，又视鲁国长公主疾，又愈，皆有重赐。

在儒家文化方面。据出土的《全宁路新建儒学记》载："创
庙学于城之东，殿为五间，郡国有学。"鲁王重视教育在发展
过程中吸收儒家文化，灌输以礼、仁为核心道德教育的典范。
大长公主祥哥剌吉尊儒重教，至大元年（公元 1308 年），孔
子被武宗海山加封为"大成至圣文宣王"后，祥哥剌吉曾先后
两次遣使前往孔庙祭祀。至大元年九月，祥哥剌吉遣承务郎应
昌路同知王谦前往孔庙造酒，择日致祭。同年十二月，祥哥剌
吉与鲁王琱阿不剌致祭孔庙。泰定四年（公元 1327 年），祥
哥剌吉又遣承务郎位下部总管赵昌龄等奉香酒诣阙里致奠。现
在的山东省曲阜市孔庙大成殿前之十三碑亭内，仍存两通大长
公主祭孔碑：一通为至大元年所立《懿旨释奠祝文碑》，其另
一面为《皇秭大长公主懿旨碑》，立于至大元年九月，正书篆额。

由于《皇秭大长公主鲁王祭孔庙碑》与《皇秭大长公主懿旨碑》"合为一石，而拓者误析为二"，故将这两通碑视为一通。另一通为泰定四年（公元1327年）所立《皇姊大长公主降香碑》，泰定四年三月立，正书篆额。碑由张瀚撰并书，杨克明篆额。武宗至大元年十二月，大长公主遣使赴曲阜孔庙致祭。

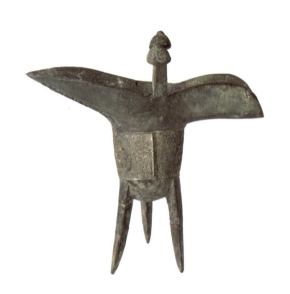

元代献文庙铜爵祭器（赤峰博物馆 提供）
出土于内蒙古赤峰市克什克腾旗元代全宁路遗址。规格：高 21cm，长 21.5cm，宽 9cm。铜质，圆帽形双立柱，叶形流，单柄，圆腹，锥状三足。双柱上饰卷草纹，流底部有铭文，"皇姊大長公主施财铸造 祭器永充 全宁路文庙内用"腹部饰回纹及变形兽纹。

祥哥剌吉公主自幼饱读诗书，深受中原文化之影响，对中原文化艺术颇感兴趣，具有很高的中原文化修养，且深谙佛道儒法之教义，才华卓著。与当时名士虞集、袁桷、柳贯等人交厚，不仅注重收藏书画，还组织过大型文人雅集活动，为元中后期的多元文化交流作出了重要贡献，对当时文艺、教育及宗教很有影响。在祥哥剌吉公主的影响下，弘吉剌部的食邑领地中，多元文化交融、共存共生现象非常突出。因此，在弘吉剌部出土的碑刻资料中无论汉人、西域色目人、西夏人等等都对弘吉剌部的领主尊敬有加，在地方上的政绩也非常突出。多元文化的交往交流促进了文化发展的同时，医药作为其中一部分，也得到了发展，王公贵族因此能够享受更好的医疗条件，对于普通民众来说也能受益。

附：《全宁路新建三皇庙记》

三皇庙祀伏羲氏、神农氏、黄帝氏，即古所谓"三皇"者。三皇开天立极之功，千万世帝王所由宗，而历代未有祠。祠之，自我圣朝始，夫既始祠之，而其尸祝之事，乃独讬之医家者流，所以神三皇之道，以兴物前用，累圣稽古教民之意。微矣至矣。今遍天下郡邑，咸立庙建学，有师有生，而全宁路独阙。全宁为驸马都尉鲁王分邑。延祐四年，鲁国大长公主以帝姊居藩，首捐汤沐之资，作新庙于大永庆寺之东。陛楯丰崇，像图焕俨，春秋荐事，牲硕酒清，礼典斯应，神亦宁止。于是公主授使者，命属太史某记其成役，不得辞。

窃尝考之，三圣人而知夫道在天地间，微显阐幽，固各有攸当，而洪纤高下，其归一致。伏羲身察阴阳六气，以有四时水火升降之象。神农辨草木色鼻星，而审其燥寒平毒畏恶之性，着本草，立方书，对察和齐，致利天下。黄帝坐明堂，观八极，察气推运，作《内经》，以命臣色脉方饵。

三皇之书，大抵以医传。其书传则其道神，虽以医家者流尸其庙事，未为不严且尊也。然今郡国之制，岂无他祠，而公主顾独汲汲焉而不敢以为后，是其心岂不欲宏推斯道，上以寿吾君吾国，中以寿吾戚藩，而下以寿吾民乎·呜呼！此麟趾驺虞之化，而肃雝之德之成者也。

某虽不敏，敢诵所闻，以复使者之命，而且以为记。

综上所述，元朝时期是蒙古族历史上一段辉煌且繁荣发展的时期，也是多元文化大放异彩的时代。这一时期，随着蒙古大军在欧亚大陆的军事活动，不同族群的人员往来频繁，文化交流密切，交往交流交融的程度逐渐加深，使得当时的中外交往空前活跃，不同文化之间交流碰撞，促使这一时期的蒙医药也进入了繁荣发展的重要时期。出现了诸多优秀的蒙古族名医，在正骨疗法、外科解剖、饮食疗法等医学领域都有理论和实践上的新发展，为蒙医药文化的博大精深奠定了基础。因此研究元朝时期的蒙医药发展史对于梳理今天的蒙古药来源、传统蒙医方剂、蒙医传统疗术都有极其重要的意义。

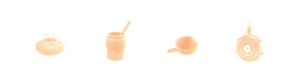

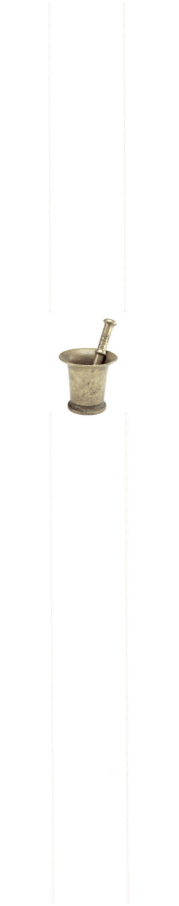

第三章

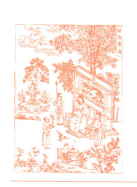

明清时期的
蒙医药文化

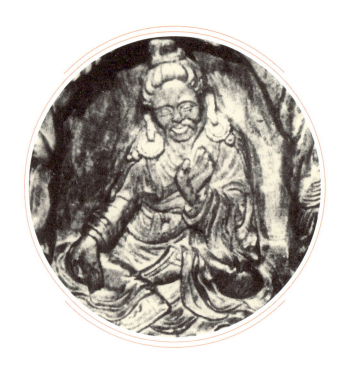

元朝灭亡后，蒙古诸部进一步分裂，主要有兀良哈、瓦剌和鞑靼等几部分，以长城为界与明朝形成对峙局面。明朝前期长城内外争战不休，直至隆庆五年（1571 年）明朝与蒙古土默特部首领俺答汗达成隆庆和议，自此长城内外开展经济文化交流，也为医药文化交流创造了有利条件。自 13 世纪，随着藏传佛教在蒙古高原的传播，藏医学也得以普及，蒙医药学吸收了藏医学的部分内容,促进了自身理论体系的完善和发展。清朝入主中原后，对蒙古各部非常优待，实行满蒙联姻，蒙古族与各地、各民族的经济文化联系也日益密切，蒙医药学大量吸收藏医学、汉医学以及印度医学的理论和经验，自身理论更加完善和发展，并涌现出众多医药学家和医药学著作，发展成为具有系统理论、丰富经验且独具特色的蒙医药学。

第一节　明朝的蒙医药文化

明朝时期，蒙古诸部退居北方草原，以长城为界与明朝形成对峙局面。明朝前期长城内外争战不休，直至隆庆五年（1571年）明朝与俺答汗达成隆庆和议，自此长城内外开展经济文化交流，也为医药文化交流创造了有利条件。如万历十二年（1584年），宣大总督郑洛特派山西医官郭西为顺义王黄台吉治病。除此之外，蒙医药自身也有所发展，如16世纪末，蒙古族著名医学家龙日格丹德尔著有《四部医典诠释·诃子串珠》，云丹满仁巴著有《威德四部医典名词解释词典》等，这些都促进了蒙医药学的发展。

一、《四部医典》与明朝蒙医药文化的发展

我国各民族的医药学在其发展过程中，吸收其它民族的医药学理论和实践，这种医药学理论和实践的相互吸收融合成为了我国各民族医药学发展历史上的显著特点之一，蒙医药学也不例外。明朝时期传入蒙古地区的藏医学经典著作《四部医典》，对蒙医药学的发展起到推动作用。

《四部医典》（又名《医方四续》，藏名《居悉》），是八世纪著名藏医学家宇妥·元丹贡布吸收了《医药大全》《月王药诊》等医书的精华，同时吸收印度医学专著《医经八支》

的理论和经验，并结合中医理论和自身实践经验，汇集民间医药知识撰写而成的藏医学巨著。《四部医典》采用七言或九言的诗歌体，以药王与其化身相互问答的形式成文，由四部分组成：第一部《总则本集》（藏名《扎据》），是医学总论；第二部《论述本集》（藏名《协居》），讲述人体解剖、生理、病因、病理、饮食、药物、器械和疾病的诊断治疗；第三部《密诀本集》）（藏名《门阿居》），是临床各论，讲述各种疾病的症状诊断和治疗方法；第四部《后续本集》（藏名《其玛居》），补充脉诊、尿诊并着重介绍各种药物的炮制和用法。共156章，24万字，79幅色彩鲜明、描绘细致的附图，分人体解剖图、药物图、器械图、尿诊图、脉诊图、卫生防病图等。该书集古代藏医学理论之大成，奠定了藏医学理论体系的基础。

藏传佛教传入蒙古地区之前，蒙古人绝大多数信奉原始宗教萨满教，萨满教巫师这时还掌握一定的医疗技术，但毕竟掌握有限，藏传佛教正是利用了这一点，在与萨满教的较量中占据了上风。《蒙古源流》记载，阿勒坦汗被藏传佛教的一名僧医治愈了疾病，因此开始崇信藏传佛教，并表示坚决取缔萨满教。正如金启孮先生所言："蒙古人信仰黄教最初主要是把喇嘛看作医生，并不完全出自宗教迷信。"[1] 明朝时期，蒙古右翼土默特部首领俺答汗皈依藏传佛教，藏传佛教开始流传于

---

[1]　金启孮：《呼和浩特召庙、清真寺历史概述》，见中国蒙古史学会编《中国蒙古史学会论文选集》，内蒙古人民出版社，1981年，第132页。

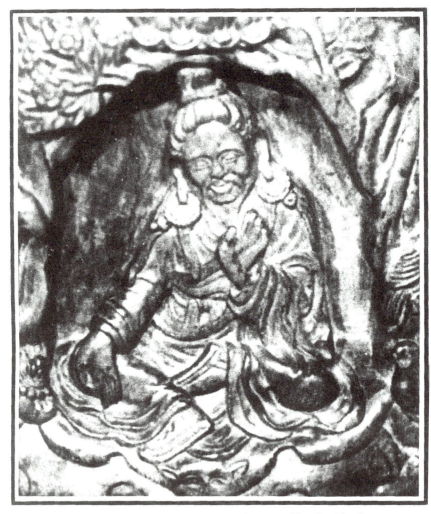

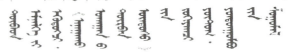

藏医创始人、《四部医典》作者宇妥·宁玛元丹贡布雕像

藏医创始人、《四部医典》的作者宇陀·宁玛元丹贡布

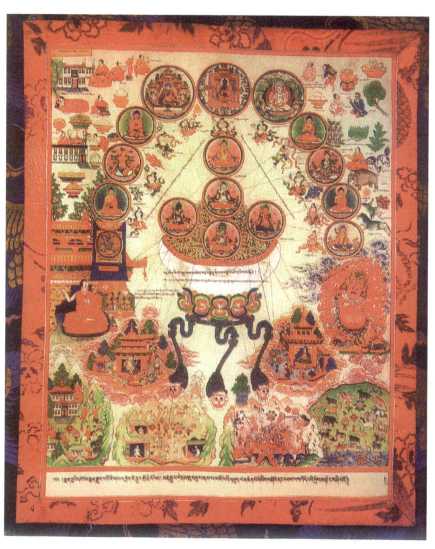

ཁྲུས་ཆེན་འགི་པ།

ᠮᠢᠴᠢᠭᠡᠬᠦ ᠵᠠᠩ ᠦᠢᠯᠡ（ᠨᠢᠭᠡ）

第五十四图　养生方法（一）

《四部医典》中的"养生方法"彩图

蒙古地区，从此以后，各地纷纷建立佛教寺院，一时间，北方草原地区出现了寺院林立、诵经之声不绝的景象。藏传佛教喇嘛在寺院里诵读的经卷中，包括大藏经《甘珠尔》（16世纪阿勒坦汗时期蒙古学者锡呼图·顾实·绰尔吉和阿尤希·固什二人开始翻译《甘珠尔》部分经卷，一直到林丹汗时期全部译完）和藏医学奠基之作《四部医典》等。然而，最初喇嘛仅仅使用藏语诵经，对其学习和运用程度还没有完全发挥出来，但是《四部医典》传入，对蒙医药学的发展起到推动作用。卫拉特和硕特部著名高僧咱雅班智达·那木海扎木苏首先将《四部医典》翻译成了蒙古文，清初，敏珠道尔吉将藏文的《四部医典》全部译成蒙古文，木刻印板，自此《四部医典》的理论和药物知识被蒙医药学吸收，将自身的理论和医疗实践相结合，创造性地加以改造和发展，使得传统蒙医药学有了进一步发展。如阴阳学说、五大元素学说、"六种基本病症"理论、七要素理论、脏腑学说成为蒙医学理论的重要内容。可以说，《四部医典》对蒙医药学的理论化、系统化产生极大的影响。

二、藏传佛教寺院与蒙医药文化的发展

藏传佛教传入蒙古地区后，在短短几十年的时间内，很快就渗透到社会生活的各个领域。藏传佛教寺院成为当地的佛教中心，同时又把持教育权，除了寺院之外，几乎没有其他的文化场所，佛寺即学校，经卷即课本。由于寺院成为文化中心，医学教育也毫无例外包含在其中。

在藏传佛教的影响下，五六岁的蒙古族儿童即可入寺拜师学经，学习藏文，诵读佛教经文、习宗教仪规等，经过四、五年的学习，大部分人成为正式的喇嘛，进行正常的宗教活动并参与寺院劳动，另有小部分人继续修习，以学僧的身份再转入具有一定规模的藏医学院曼巴扎仓（药王庙）继续学经，期间还在导师的指导下，诵习如《四部医典》等藏医学经典，随师进行临床实践、药物辨识等活动。学成之后，有的继续留在寺院，也有的还俗成为民间医生。有些寺院内还设有医学院，专门培养僧医。这些喇嘛在从事宗教活动外，还进行医事活动，如诊治疾病，患者可到寺院求诊，有的也可请喇嘛医生出诊。可见，藏传佛教寺院在培养医学人才方面的卓越成就，培养出来的僧俗医生是当时蒙医中的重要力量，他们当中不乏医术高超的名医，许多蒙医学著作出自他们之手，对蒙医学的发展作出了一定贡献。

藏传佛教寺院除了充当医学院及医院的角色外，还在印刷、收藏医学著作方面做了大量工作。寺院往往收藏有大量的医学著作，有的寺院还刻印医学典籍，这些都对医学著作的流传、医学的交流以及保存医学文化遗产起到了积极的作用。

总体来说，虽然在明朝中后期藏传佛教开始在蒙古地区再次传播，到清代才蔚为大观，其对蒙医药学的影响远不如清代那样深刻，但是藏传佛教寺院在研习医学、培养医学人才、从事医疗活动、为民众诊治疾病，刻印、收藏蒙医学著作等诸方面做了不少有益的事，为继承发展蒙医药学作出了重要贡献，在一定程度上充当了医院和医学院，在蒙医药学发展史上以及中国医学史上都占有重要的地位。但由于在藏传佛教寺院中，是以宗教为中心，宗教是占统治地位的，其他的都是从属的，一切事物是围绕宗教而展开的，医学及其他学科的知识都成为佛学中的科目和分支，在这里，医学已经成为其宣扬教义、扩大影响、安抚民众的得力工具和手段，因此我们要清楚地认识到宗教对于明朝蒙医药学也有一定的影响。

第二节　清朝的蒙医药文化

清朝时期，各民族之间的交流更加频繁，尤其是随着藏传佛教在蒙古地区的传播盛行，藏医学巨著《四部医典》和印度医学《寿命吠陀——八支心要集》等藏、印医学理论开始在蒙古地区传播，并广泛应用于医疗实践中。蒙医药学在其原有的理论基础上吸纳了藏医、古印度医学和中医的理论精华，如印度医学的以五元学说为核心的"三根理论"和"七素理论"及临床治疗，并把它与中医的阴阳五行学说互相渗透，不断地加以丰富提高，从而在理论和实践方面影响和丰富了传统蒙医药学的内容，使其逐渐发展成具有整体性、系统性和民族特色为一体的，多学科、多层次的医药学体系。

一、萨满活动中的蒙医药文化

由于蒙古族早期信奉萨满教，在人们遭遇疾病或受到自然灾害的侵害时，常请萨满巫师举行萨满教祭祀仪式，进行祈祷叩拜，以祛邪、消除疾病和灾害。这些萨满巫师除了使用一些巫术之外，也使用一些药物和疗法，以便对疾病进行有效的治疗。因此，蒙医药早期历史文物里其实还应包括铜镜、萨满法衣、法器等，但由于时代久远，这些都没有留存下来，目前内蒙古博物院馆藏的这件清代鸟羽式萨满服，成为长久以来蒙古社会中存在萨满教的例证。

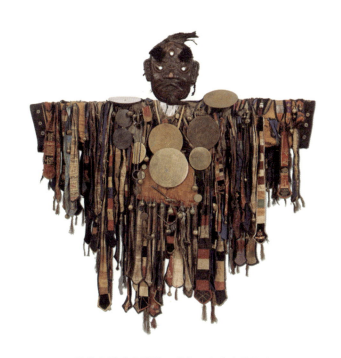

清代鸟羽式萨满服，现藏于内蒙古博物院

二、蒙医药学理论的体系化与蒙医药学派的出现

（一）蒙医药学理论的体系化

16 世纪之前，蒙医药学中已经出现了寒热理论、滋补理论、药物学理论、骨伤科学理论，以及其他民族、地区医药学理论。16 世纪末，随着印度古代医学经典《医经八支》和藏医学经典《四部医典》等许多著作先后在蒙古地区流传，当时，许多蒙医药学家将汉、藏医学理论和印度医学理论灵活地、创造性地同本民族的生活、生产和疾病情况以及地区特点结合起来，编写了大量的医学著作。17 世纪开始出现的《甘露之泉》《脉诊概要》等蒙医基础理论专著和《白露医法从新》《蒙医蒙药选编》等蒙医古典医籍均有详细论述。形成了以"三元素"学说、六基症学说、寒热学说为主要内容的理论体系，为蒙医药学基础理论的发展奠定了基础。

蒙医药学的整个理论体系范围甚广，可归纳为基础理论、药物方剂、外治、临床各科等四大学科。基础理论包括阴阳五行、五元学说及生理、病理、诊断、治疗原则和治疗方法等；药物方剂是以六味、八性、两力、十七功能为理论指导；外治则系通过手法和使用器械医治病症的一门学科，内容包括放血、针刺、以震治震、按摩、药浴、擦涂等；临床各科则以六基症理论和寒热症理论为指导，对疾病进行辨证分析、诊断和治疗，其内容包括骨伤科、内科、外科、热病科、妇科、儿科、五官科、皮肤科等学科。此外，饮食起居及护理亦占有重要地位。

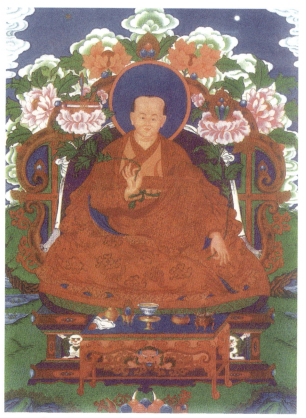

བློ་ལྡན་རིག་པའི་དབང་ཕྱུག་སྡེ་སྲིད་སངས་རྒྱས་རྒྱ་མཚོའི་སྐུ་བརྙན།

博学多才的藏医第司·桑结嘉措画像

藏医大师第司·桑结嘉措，取自《四部医典》

　　博学多才的藏医大师第司·桑结嘉措，此画像源自《四部医典》。第司·桑结嘉措（1653–1705年），他于1679年起为达赖喇嘛系统的第五任第巴（第巴，意为达赖系统的总管），管理西藏政务。当时和硕特汗国占据了青藏高原地区，西藏是二元政权，需要平衡能力强的一位第巴，可是桑结嘉措比较强势，担任第巴没有得到汗王的同意，导致双方不和。五世达赖去世后，他秘不发丧十多年，让长得颇像五世达赖的帕崩喀寺喇嘛江阳扎巴伪装达赖，清朝康熙皇帝从准噶尔人口中得知达赖已死，发诏责备桑结嘉措，1696年他才被迫公布达赖过世，同时联系自身力量，并自称土伯特王，反对和硕特蒙古汗王，导致与拉藏汗的战争，兵败被杀。他学识渊博，除了能够掌握一般的佛教课程以外，还普遍地涉猎梵文、诗学、医药、天文、历算、文学、历史等各个学科，并且取得了巨大的成就。他是一位学术造诣颇深的藏医学者，对藏医药学的发展作出了重大贡献。

（二）蒙医学派的出现

《四部医典》在蒙古地区流传之后，《兰塔布》《蓝琉璃》等藏医学著作也相继流传，影响了蒙医药学的发展，由于这两部著作中的观点与传统蒙医药学有所不同，因而出现了不同的医学流派，即传统的古代蒙医学派、藏医学派和近代蒙医学派[1]，通过各学派之间的长期交流，蒙医药学进入了一个新的发展阶段。

1.传统蒙医学派

这个学派以擅长传统医疗技术而闻名。他们有丰富的蒙古传统医疗经验，尤其在骨伤科、传统疗术和饮食疗法等方面经验丰富。著名正骨医师觉罗·伊桑阿和著名外科、正骨医师绰尔济·墨尔根等人是这一学派的代表人物，他们在继承和发扬传统蒙医药学方面作出了重要贡献。比较明显的是，这个学派的某些疗法带有蒙古传统宗教——萨满教的色彩。如"安代舞"是蒙古人民中流传了几百年的集体舞蹈，也是治病的一种精神疗法和体育疗法。这一学派崇尚自然疗法，理论上受蒙古族传统的天人相协思想影响，追求顺应自然，强调和谐，因此治疗思想基本是通过传统的针刺、放血、药浴、正骨、正脑等方法，达到寒、温、动、静的相对平衡状态。

---

[1] 巴·吉格木德：《蒙古医学简史》，内蒙古教育出版社，1997年，第71-73页。

2. 藏医学派

印、藏医学经典在蒙古地区广泛传播以后，蒙古地区的民众中学习印、藏医学，尤其学习《四部医典》并支持其理论的人日益增多，并成为一个学派，此学派基本沿用藏医理论和方法治病。当时人们称这一派医师为"雄根额木其"（经典医生之意），其中的很多人精通《四部医典》，有较高的理论水平，编写了许多医学著作，在弘扬《四部医典》的理论和实践方面有突出贡献，对藏医理论和医疗经验的传播做了大量的工作，但这一学派忽视蒙医药学的传统疗术和临床经验并不擅长。

3. 近代蒙医学派

上述传统蒙医学派和藏医学派曾经一直在相互学习，取长补短。但是由于后来黄教与萨满教之间互相排斥，导致这两大医学派别之间也相互攻击，争执不已。大约 17 世纪末、18 世纪中叶，在上述两派争鸣的基础上形成了这一学派。这一学派被称为近代蒙医学派，18 世纪著名的蒙医学家伊希巴拉珠尔、19 世纪蒙古族著名蒙药学家占巴拉道尔吉、著名蒙医学家伊希旦金旺吉拉等人是这一学派的代表人物。这个学派既熟悉古代蒙医的传统医疗经验，又精通藏医《四部医典》的理论，主张古代蒙医同印度医学和藏医学相结合，以"三根"学说（赫依、希拉、巴达干）为主要理论基础，并整理古代蒙医药学的临床经验，著书立说，影响力逐渐扩大，到了 19 世纪以后成为蒙医药学的主流。

三、蒙医药著作蔚为大观

清朝时期，药物学和方剂学的整理工作取得了巨大成就。在药物学方面，蒙医学家们创造了适合于本地区实际情况的独特的配制法、用药法等，同时还吸收了汉藏等民族的药物学理论知识，使自己的药理学理论更加完善。在17—18世纪，涌现出很多著名的药物学家和方剂学家，他们撰写的著作也一直流传于后世。如伊希巴拉珠尔撰写的《认药白晶药鉴》是内容比较丰富的蒙药学著作，收录了801种药。18世纪药物学家罗布僧苏勒和木撰写了《认药学》四部书，即《珠宝、土、石类认药学》《木、汤、滋补类认药学》《草类认药学》《盐、灰、动物产品认药学》，对各类药物进行了详细的介绍。罗布桑苏勒和木著有《药识学》，全书分为四部，共收集药物798种。19世纪，蒙药学家占巴拉道尔吉撰写的《蒙药正典》(又名《美丽目饰》)是一部较完整的蒙药学经典著作，收载了879味药，详细说明了每味药的产地、形态、性味、功能、入药部分、采集时间、炮制法等，并分别用蒙汉藏文名词并列对照，还附有579张图，成为最全面的图解蒙医药典籍。蒙药学家占布拉却吉丹金普仁来汲取中医之精华，著有《秘诀方海》《宝生方海》《宇宙广论》等经典著作。蒙医药学家罗布僧苏勒和木编著了《认药学》《油剂制法》《诊脉概要》。伊希旦金旺吉拉著有《珊瑚验方》《医学歌诀》《珍珠验方》《珍宝验方》等蒙医药学著作，这些蒙药学著作的问世，使得蒙医药学理论体系更加完善。

　　这一时期，随着药物学的发展，方剂学也得到了丰富和发展，出现了许多著作。蒙医学家明如勒·占布拉却吉丹增璞仁来所著的《蒙医金匮》，是一部较为完整的蒙药方剂学巨著。17世纪罗布桑丹金扎拉仓所著《泻法、祛寒法及接骨法大全》与《二十五味方剂》对方剂学有颇多总结。蒙医学家罗布桑却因丕勒编著的《蒙医药选编》一书，以临床各种疾病的诊治为主，论述了包括基础理论、药物、外治、酸马奶疗法等。成书于19世纪的方剂学著作《方海》中也收录了大金丸、理中丸、八厘散等一些中医方剂。此外，《普济杂方》《扎拉萨敖德斯尔药方》《药方诗》《秘方酿酒经全》等诸多方剂著作问世。同时，《本草纲目》《保产机要》等中医学著作也被翻译成蒙古文在北方草原传播，从而促进了蒙医药学的发展。

　　18世纪，著名蒙医学家伊希巴拉珠尔所著的《甘露之泉》《甘露医法从新》《甘露点滴》《甘露略要》（合称为《四部甘露》），是迄今为止所发现的最早的具有蒙医特色的民族医药学系列专著，全面体现了蒙医药学鲜明的民族文化特色。该书详尽地论述了"创伤医治术""骨伤疗法""脱臼复位术"和"蒙古震脑术"等理论与实际操作内容。伊希巴拉珠尔一生都在蒙古地区传教行医，他对蒙古人的体质及蒙古地区的地理环境、天气变化、药物资源、传统文化习俗、生活方式及疾病特点都有较深的认识和体会，基于此，他所撰写的《四部甘露》

具有丰富的医学理论知识和实践经验。

此外，这一时期还涌现出大量专为学习使用而撰写的医学辞典，大多采用藏、蒙古两种文字对照的形式刊印，有的典籍以图示形式专门介绍各类药材和医疗方法，如下图所示的《蓝琉璃的图释注解》，就用图示进行介绍。

可见，蒙古族在长期的生产生活实践中，不断探索研究、总结吸收各历史时期形成的医药学经验，逐渐形成了具有自身理论体系和临床实践经验的民族传统医学，大量蒙医药学文献典籍的出现，说明蒙医药学理论体系的不断丰富完善。

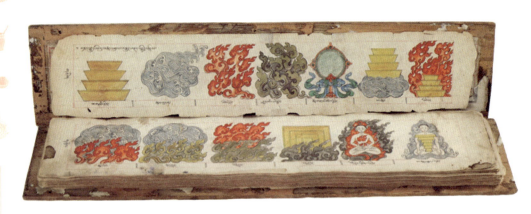

蓝琉璃的图释注解（清代），内蒙古国际蒙医蒙药博物馆藏

四、医疗技术的发展

清朝时期，蒙医临床医疗也有很大发展，主要表现在以下几个方面：

（一）正骨术得以发扬光大

传统蒙医正骨医学家们在原始经验及丰富的实践技术基

础上，结合藏医学、印度医学理论，撰写了一些蒙医正骨学著作，为蒙医正骨发展打好了理论基础，并进一步提高和完善了蒙古正骨术的手法。如18世纪蒙古著名医学家伊希巴拉珠尔在《四部甘露》一书中整理了蒙医正骨、治伤外科的传统经验，详细讲述了"蒙古族治疗脑震荡的约孙（方法）""金烙、铁烙疗法""正骨疗法""关节复位""骨伤疗法""脱臼复位术""创伤医治术"和"蒙古正脑术"，还记录了"分界折骨（其中有使用冷水麻醉的含义）""牵拉折骨，使用马筋缝合"等内容。

清代时期，涌现出众多的正骨医家，墨尔根·绰尔济就是其中的佼佼者。《盛京通志》评价他"精通医术，经其医治起死回生者不计其数"。墨尔根·绰尔济尤其擅长纠正四肢不能屈伸的关节脱位、骨折等。墨尔根·绰尔济是著名的蒙古族骨科专家，蒙古东土默特人，自小研习民族医学，不但掌握了按摩、放血、疗伤等蒙古族传统疗术，而且吸收了其他民族尤其是中医的医学精华，在正骨、治伤外科的临床实践中作出了突出的贡献。对纠正四肢不能屈伸的关节脱位、骨折等，常能手到病除，整复如旧。尤其擅长接骨，他采用蒙医秘方捷法治疗，以震治凝，以震通脉，松解粘连，滑利关节，取得了惊人的疗效。他精湛的医技和独特的治疗方法使无数的骨伤病人获得了新生。据说，有一次他曾为一位名叫苗君稷的患者进行过非常独特的治疗，该患者手臂弯曲僵直不能伸直，墨尔根·绰尔济先让患者在沸腾的药锅上方熏蒸患处，然后用特制的小斧敲打其弯曲的手臂，然后再进行按揉，甚至可以听到骨头摩擦的声音，不久患者便得以痊愈。[1]墨尔根·绰尔济的这种以热气熏蒸疗法是蒙医传统疗法，现在也依然是骨科治疗中常用的方法，即先用热敷使肌肉和骨骼松弛，然后再施以外力矫正畸形。墨尔根·绰尔济还擅长用蒙医传统疗术治疗箭伤、失血性休克。《清史稿》记载，努尔哈赤的白旗先锋鄂硕将军在与敌军交战时，不幸中箭负伤，因为箭头射得很深，不能轻易拔出来，而鄂硕已经奄奄一息，生命垂危了。墨尔根·绰尔济就做手术将箭头拔出，并敷上良药，不久鄂硕便痊愈了。还有一次，清军都统武拜身中三十余箭，因失血过多已经昏厥了，墨尔根·绰尔济看到这种情况急忙命人杀死一只白骆驼，将其腹部剖开，内脏掏空，然后把武拜放了进去，不久他就苏醒过来了。[2]这种疗法也是蒙古族自古以来的传统疗法。墨尔根·绰尔济一生虽然没有留下自己的专著，但他精通骨伤科的事迹却在很多史书中不乏记载。《奉天都全记》中将他称为当代华佗。在他去世后，他的医术还通过其他蒙古医师传授给当时正在北京学习的俄罗斯学员。

17—18世纪的觉罗伊桑阿也是清代有名的骨伤科医家。他擅长正骨、正脑术，尤其对于愈合畸形的陈旧性骨折有很好

---

[1] （清）赵尔巽等：《清史稿》卷502《绰尔济》，中华书局，1977年，第13880页。
[2] （清）赵尔巽等：《清史稿》卷502《绰尔济》，中华书局，1977年，第13880页。

的治疗办法，还采用冰冻麻醉法，切开整复粉碎骨折，使其连缀，然后用桑白线缝合，效果很好。他还招收了许多徒弟，在传授医术方面进行严格训练，"其授徒法，先将笔管戕削数段，令徒包纸摩挲，使与其节合接，如未破者，然后如法接骨，恒奏效焉。"[1]雍正六年（1728年），俄罗斯还派遣了徒弟，向觉罗·伊桑阿学习蒙医正骨术，在北京学习的俄罗斯留学生专门学习蒙医正骨术，为正骨术的传播作出了很大贡献。

科尔沁地区的蒙医正骨医师娜仁阿柏（1770-1855年），曾被誉为"有仙女般灵巧手的神医"。对于开放性粉碎性骨折、凹陷骨折等有自己独特的治疗方法，有以蛇蛋花宝石按压法止血止痛等。娜仁阿柏医术精湛、医德高尚，深受人们的爱戴和尊敬。她教其子包达日玛"正骨医之双手，为正骨器械中最为高贵者，"她认为，"作为一名骨科医生，首先必须有一颗像牛奶一样纯洁的心"。包达日玛承母亲的技术而有所发挥，医术、医德也远近闻名，他在继承其母技术基础上总结出了听咳嗽声判断和整复肋骨骨折的技术，也就是听骨折患者的咳嗽声，结合望、问、切的办法诊断肋骨骨折的部位和类型，治疗骨折愈合后错位时用先折骨后再进行手法整复的方法。包达日玛之子包玛沙系统地总结了祖传正骨技术，创造了16种正骨手法，14种喷酒按摩法、罨敷法、夹板固定法及功能锻炼法等。

[1]　（清）昭梿：《啸亭杂录》，中华书局，1980年，第396页。

　　此外，察哈尔镶黄旗巴约特姓氏家族的先人道尔吉教授在使用正骨技术时，首先取牲畜的胃，在其中放进水和骨骼，让练习者观摩体会。其次再放进碎骨摩挲，做基础训练，最后用牲畜做练习。待技术熟练后，接治人体简单易治的骨折。其他如清嘉庆末年最著名的是蒙古族医生德寿田，同治、光绪、宣统年间也有一位德高望重的蒙医文佩亭等等，都是这一时期出现的技术高超的优秀正骨师。

　　除了民间的这些正骨师之外，清代还有宫廷正骨医师，即"绰班"。"绰班"是满语"正骨"的意思，最早起源于蒙医。清朝在内务府上驷院中设有蒙古医士职衔，在八旗中选拔满、蒙古兵丁充实医生队伍，培养后学，传承医术，为皇室提供以骨伤科为主的医疗服务，故上驷院中由蒙医组成的机构又被称为"绰班处"。据《啸亭杂录》续卷一载："定制，选上三旗士卒之明正骨法者，每旗十人，隶上驷院，名'蒙古医士'。凡禁廷执事人有跌损者，咸命其医治，限以日期报愈，逾期则惩治焉。齐息园侍郎坠马伤首，脑涔涔然。蒙古医士尝以牛脬蒙其首以治之，其创立愈。故时有秘方能立奏效，非岐黄家所能及者"。[1]《清朝野史大观》一书中曾记载："清雍正帝一日早朝跌伤左足，御医无策，逐张榜四门，被一名叫处本的马夫揭榜医好。龙颜大悦，问处本愿受何赐，处本答，唯愿得弟

[1]　（清）昭梿：《啸亭杂录》，中华书局，1980年，第396页。

子数人以传其技。皇帝遂令处本自选弟子 10 人。因处本是蒙古人，在蒙语中正骨医师被叫做绰班，所以御旨特命在上驷院设绰班处，使处本及弟子居之。有了皇帝的钦赐，绰班便逐渐成为京城百姓对骨伤科大夫的称谓。"[1] 从上述材料可知，蒙医正骨术已经被清朝统治者所看重，并选拔子弟进行学习，从而培养出一批优秀的正骨师。但是我们也看到，这些正骨师都留在宫廷之内，是专为统治者服务的。

（二）正脑术和内伤疗法

这一时期，传统蒙医药学中的正脑术也有进一步的发展，很多著作中都提及这一疗法。在蒙医学典籍《四部甘露》中详细介绍了治疗脑震荡的方法。《诊治百病古代方经》中还记载了治疗小儿脑震荡的方法：即挖地坑，将患童倒悬其中，拍打脚心三遍。此书还记载了治疗骆驼脑震荡时的方法，将骆驼的头包起来，并用木榔头拍打等，可见这一疗法对人畜都有疗效。另外，治疗内脏器官创伤、腰部损伤的震荡疗术亦流传至今。例如，《诊治百病古代方经》里介绍了治疗肝损伤、腰损伤等各种方法，这些治疗方法至今还流传在民间。

（三）其他疗法的延续和发展

蒙医中的针刺法、饮食疗法、罨敷法、皮疗术、人工药浴、温泉疗法等在这一时期也得以延续，并且记录于各种著作之中，

[1]　《清朝野史大观》卷 11《清仪述异》，上海书店，1981 年，转引自旺钦扎布：《蒙古族正骨学》，辽宁民族出版社，2005 年，第 6 页。

日趋丰富和完善，如《甘露之泉》详细记载了蒙医针刺法，明确了针刺手法的种类，详细介绍了针刺法的适应症、禁忌症、腧穴、针刺的功效、纠正针刺失误及其针刺手法等内容。在《四部甘露》《蒙医药选编》《观者之喜》等医学著作里都用专题阐述以滋补理论为指导的饮食疗法，尤其是酸马奶疗法，被用于治疗水肿、骨折、巴水病（坏血病）、肺炎等，取得了很好的疗效。《蒙医药选编》一书以"天然温泉"为专题阐述了部分矿泉的出处、种类、疗效、洗浴方法和疗养、洗浴时间等，使得我们对于蒙医药文化中天然温泉疗法和药浴有了深入了解。

上述疗法在清朝时期被发扬光大，并在实践中不断发展、流传，影响至今。

五、蒙医药学教育机构

与明朝时期的情况类似，清朝时期蒙古地区藏传佛教与医学关系紧密，寺院的蒙医学教育是当时蒙医学教育的主体。同时期在佛教寺院设置有医学教育的专门机构——曼巴扎仓，培养医学人才，收藏医学著作，兴办医学教育，这些举措在蒙医药发展史上起着重要作用。有清一代，兴办了几十所蒙医学校，如18世纪成立的鄂托克旗的阿尔巴斯山的满布日仓、今蒙古国境内的扎亚库伦满布日仓、19世纪成立的阜新蒙古勒金格根庙满布日仓等学校，这些学校培养了不少的蒙医师和蒙药师。同时，蒙古贵族统治者在佛教寺庙中设立了研究医药学的学部，专门培养蒙医。学员进行采集药草、实践考核，并在指导下进行医学理论和临床实践的答辩，答辩合格者授予满仁巴学位，类似今天的医学博士学位，同时有全套的医学器材作为奖赏。在这种教育制度下，培养出了一批医药学者，而且形成了以曼巴扎仓为中心的医疗实践基地，为周边民众进行诊病治疗。

以今乌海市满巴拉僧庙为例。"满巴拉僧"是藏语，意为"医明经院"。乾隆五十五年（1790年），在鄂托克旗第七代王东日布包仁时期，由第一世夏仲（活佛）贡其根阿日布吉主持兴建。建庙时鄂托克旗内先后建成的20座寺院中没有一个研究医宗教义的场所，急需建立一个研究蒙藏医学的医宗专门机构。图海山所在的阿尔巴斯山脉盛产多种药石、药草，加上山脚下清冽甘甜的图海山天然泉水，所以把满巴拉僧庙建在水土丰盛的图海山上，隶属鄂托克召，从此就有了满巴拉僧庙这座专门研究医宗教义的寺院。庙建成后，成为菩修医宗教义、经医双修且专门研究发展蒙藏医学、培养精通医宗教义僧人的藏传佛教盛地。满巴拉僧庙兴盛时期，有喇嘛200余名，殿塔10座，房屋170余间，大小牲畜不计其数。塑像威武、壁画精致，经书、医药书籍数千卷，成为当时内蒙古地区规模较大的专门研习蒙藏医学的寺院之一。1996年，乌海市海南区政府批准予以登记，正式确定为乌海地区唯一格鲁派（喇嘛教）宗教活动场所。2011年，满巴拉僧庙遗址被乌海市人民政府公布为第一批市级文物保护单位。2012年，满巴拉僧庙旅游

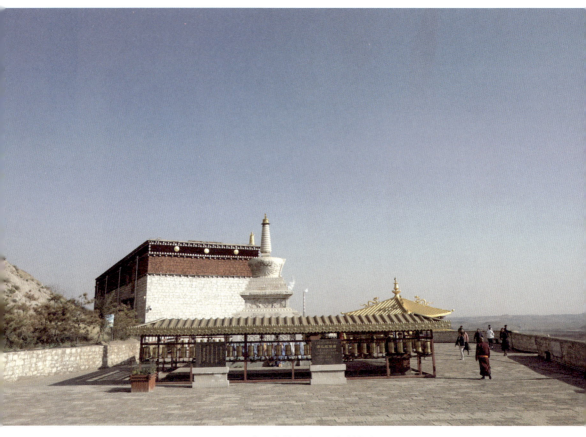

满巴拉僧庙（ 翟禹 拍摄）

景区荣获国家 3A 级景区。

蒙医教育历史上也有一个独具特色的教学工具——蒙医针灸铜人，也被称为"太喇嘛针灸铜人"。蒙医铜人是针灸教学之人体模型，18 世纪蒙古地区的满巴扎仓曾用过蒙医的针灸铜人。这种教学工具的使用，大大提高了教学效果，促进了蒙医药学的发展。

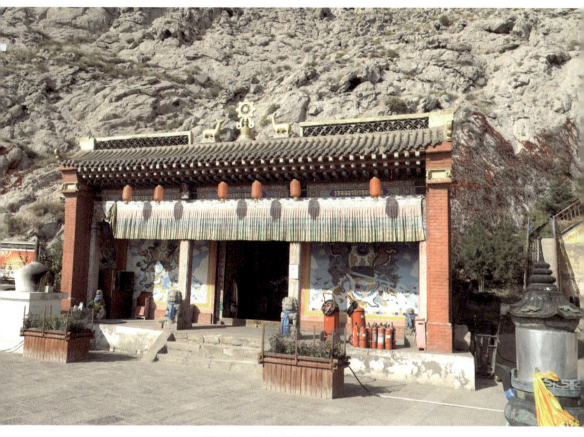

满巴拉僧庙（翟禹　拍摄）

六、蒙医药文物和古籍文献

到了清代，蒙医药学有了很大发展，由于遗留下来的文物和古籍文献与以前相比更加系统丰富，因此，对蒙医传统疗法如酸马奶疗法、针灸疗法、刺血疗法、温泉疗法等各类疗法能够有一些具体的了解和认识。如饮食疗法在蒙古族生活中具有广泛的普及性，这类文物比较多见，主要有蒙古族饮食用具，

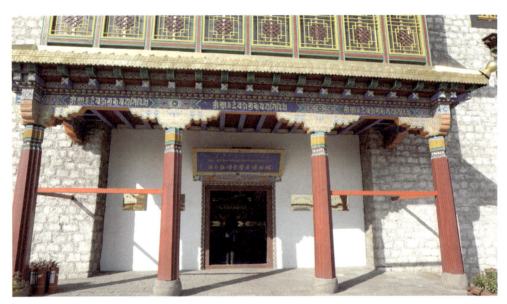

满巴拉僧蒙医药博物馆（翟禹　拍摄）

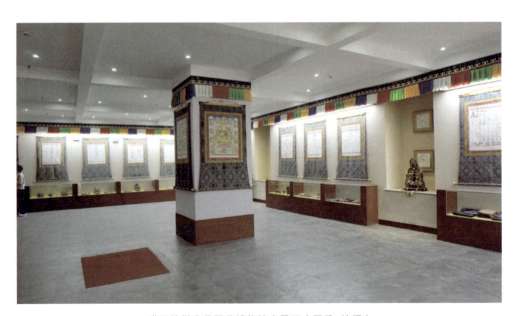

满巴拉僧庙蒙医药博物馆内展厅（翟禹　拍摄）

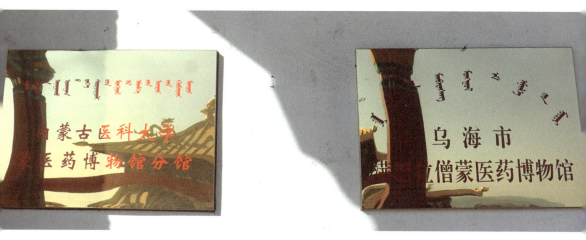

满巴拉僧庙蒙医药博物馆牌匾（翟禹 拍摄）

如装有酸奶子的皮囊、铜锅、奶桶、铜盆、铸铜火撑子、银碗、银勺、银筷等。其中，银碗是非常典型的蒙古族饮食疗法常用的器具，也是蒙古族日常生活中会使用到的器具。

放血疗法是在人体浅部脉道的指定部位用特制的器械进行放血，借以引出病血，以治疗和预防疾病的一种传统疗法。目前，使用较广的放血器械为斧式放血器、三棱放血器、剑形放血器等三种。文物也主要为这几类，有些属清代的藏品，较为精致。

综上所述，清代是蒙医药文化发展的重要阶段，可以说是从古代传统医药向近现代医药学发展的转折阶段，而且也正是在这一时期，蒙医药的内涵也得到了极大的充实，蒙医药历史上最为重要的古籍文献几乎都在这个时期形成，以《方海》

《四部甘露》《蒙药正典》三大经典为代表的近百部医学著作相继问世，以及如伊希巴拉珠尔、占巴拉道尔吉、伊希旦金旺吉拉、墨尔根·绰尔济、觉罗·伊桑阿等著名的医药学家。这些医药学家在原有古代传统蒙医药的基础上，吸收了古印度医

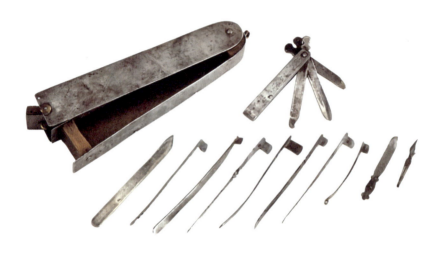

放血器（清代，内蒙古博物院藏）

学和藏医学，在实践中不断整理提高，融会贯通，使得蒙医药学发展成为具有系统理论，又保持原有古代蒙医药丰富医疗经验特点的近现代蒙医药学。对于蒙医药学的发展来说，这是不断提升、融会贯通、包容吸纳、欣欣向荣的重要时期，也是蒙医药事业快速发展的时期。

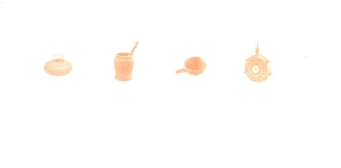

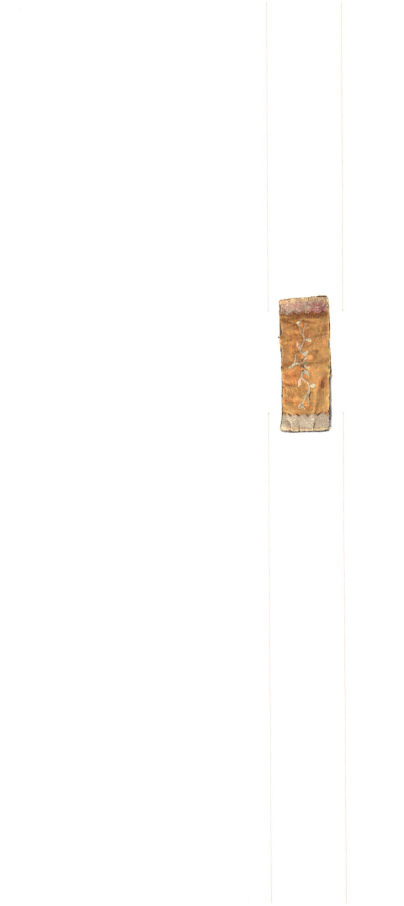

第四章

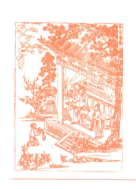

近代至今的
蒙医药文化

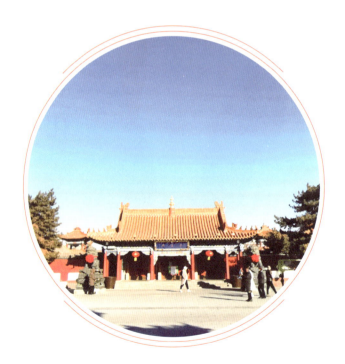

第一节　近现代蒙医药文化发展

近现代时期，战乱频仍，时势动荡不安，蒙医多数在农村和牧区流动行医，少数在城镇自设药铺"坐堂医生"或个体经营，蒙医药文化受其影响，也处于发展迟缓的状态。在具体疗法上，除药物治疗以外，继续沿用饮食疗法、外伤与正骨疗法、正脑术、灸疗、放血疗法等蒙医传统疗法。

藏传佛教寺院延续着蒙医药传播、传统蒙医培训。如民国十二年（1923年），在库伦旗兴源寺举办过一期蒙医培训班，从年轻喇嘛中挑选10人培养蒙医。3年后，10名喇嘛完成学业，选出其中3名学业优异者为仓属额木其，其他7人则游走于民间乡里行医卖药，带徒传经。这些喇嘛医生长期以来给当地农牧民看病，向农牧民传播一些预防和治疗疾病的知识外，还传播传染病防治知识，如梅毒、天花等。清朝上驷院绰班处的建立，使得"正骨术"开始进入了快速发展时期。民国时期，"绰班"（满语，正骨）传入民间，出现骨伤诊所，其技艺传承应用至今，这也是北京中医正骨的主要历史渊源之一。

这一时期比较有特色的一点是，由于各种疗法所采用的理论依据有别，故应运而生出了不同的医疗技术和形制有别的医疗器械。这些根据不同病情而采取的不同治疗方法极具游牧文化色彩，而不同的医疗器械又以其制作巧妙、简洁实用、用途多样、工艺精湛而著称。典型的器具，以针灸铜人为例。1940年，北京雍和宫老蒙医邰元真即根据《针灸腧穴图谱》亲手设计并请铜匠制作了身高61厘米太喇嘛的针灸铜人。用青铜铸造，外观呈古铜色，头圆面方，鼻梁挺直，浓眉弯长，两目半开半合，口吻微闭，慈眉善目，面部表情安详。双耳垂肩，螺发，肩宽背阔，胸挺乳凸，腹满脐凹，上肢下垂，掌面向前，两腿挺直分立于台座之上。两肩还插着装饰，左边的柄上端臌大如新月，浅绿色，当中书个"月"字；右边的柄上端臌大如制钱，深红色，当中书一个"日"字。腕上戴着一副小镯。双臂与肩可自如活动，足蹬鞋立于莲花座上，整体各部比例匀称。看上去是个身材魁梧，相貌端庄，面容和悦的裸体成年男子形象，人物造型及佩戴饰物具有鲜明的蒙古族艺术风格。座上有"第十六饶迥庚辰年制"刻文。

蒙医针灸铜人既是指导蒙医大夫运用疗术治疗疾病，锻炼实际动手能力的教学模型，同时也是研究蒙医疗术最宝贵的文物之一。蒙医铜人构造简单，主体只由体躯一，上肢二，三块铜件组成。主体之外，又有台座、肩饰和手镯，做工精细。蒙医铜人躯体矮小，全身共标有 538 个穴位，比 1990 年世界卫生部公布的"经穴部位"标准多 139 个穴位，各穴位的分布和位置、数目与历代中医铜人穴位有所不同，也与《四部医典》中的穴位有所不同，它具有自己的特点，说明蒙医针灸疗法有自己的独特之处，所以这尊铜人是研究蒙医针灸学的珍贵文物，此针灸铜人为现代蒙医教学、科研及临床实践提供参考。

邰元真大夫于 1957 年将蒙医铜人赠予内蒙古呼和浩特中蒙医研究所，目前蒙医铜人只有保存在内蒙古自治区蒙医药博物馆的一樽真品及内蒙古博物院和北京中医药大学医史博物馆的两樽复制品。复制后的铜人由锡、铅、锑、锌四元合金铸造，表面镀单质铜，双肩上一日、一月根据原物照片，按比例重新制作，整体一次浇铸成型，总重 28.9 公斤。

1947 年，内蒙古自治区

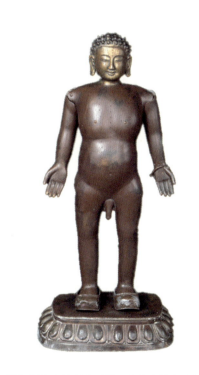

针灸铜人（近现代时期，内蒙古博物院藏）

成立后，蒙医药事业的发展也获得了新生，在乌兰浩特成立蒙医学校，对蒙医进行培训。1948年，锡盟、察哈尔医院对蒙医进行培训，讲授西医预防疾病的知识、技术，目的是更好地为牧区群众提供医疗服务。1948年，召开兴安盟、呼伦贝尔盟卫生会议，确定对蒙医进行考试的制度，以提高蒙医药队伍的素质。在这些措施的引导下，蒙医学术得到了一定程度的推广和提高。

尽管这一时期蒙医药的发展受到了多种因素的制约，但是依旧有很多的蒙医药学家及重要著作涌现，现简要介绍如下：

吉格木德丹金扎木苏：清代著名蒙医。以藏文著《观者之喜》，该书主要叙述诊断知识、单味药物的性能及临床诊治。1974年由锡林郭勒盟蒙医研究所译成蒙古文，在内蒙古人民出版社出版。

安兆麟：清末民初之人，著有《四诊挈要》与《医学琐言》两部著作。

敖斯尔：清末民初之人，著有《普济验方手册》，是一部验方集。

图布德尼玛：清末民初之人，用藏文写成《珊瑚串珠》，手抄本，是一部记载蒙医临床疾病常用的有效药方。

昭德巴札布：清末民初之人，将满文翻译而成的西医《合体全录》译成蒙古文出版，将满汉两种文字对照的《保产机要》译成蒙汉文出版。

包玛沙（1888-1969年）：其祖母系正骨医家娜仁·阿柏，父包达日玛。六岁开始随父亲学习正骨术。1929年在嘎达梅林领导的起义中为起义军疗伤，解放战争时期，为解放军战士疗伤。1953年被旗人民政府授予"著名蒙古族整骨医师"称号。包玛沙积累临床经验，对蒙医传统正骨术有着独到的理念、手法，将正骨术发扬光大。

敖玺臣（1893-1972年）：十二岁随父亲学医，会蒙古、汉两种医术，临床经验丰富，擅长治疗妇科疾病和温病，对诊治多种疑难杂症，有其独到的见解，取得过较好的疗效。出版有《中蒙医验方集》一书，尚有《蒙医治疗肺结核》《蒙医治疗肾炎》等文稿。

近现代时期还有其他蒙医药学家，他们为蒙医药的发展贡献了自己的力量，在弘扬和传承蒙医药文化方面作出了贡献。

第二节 当代民族医药产业发展现状

民族医药产业是我国特色产业之一，也是世界传统医药的重要组成部分，具有悠久的历史。我国民族医药具有几千年的发展史，是在充分吸取先进的科学技术基础上，结合实践经验及自身发展需要，在不断适应社会环境变化的过程中形成的独具特色的医药产业。民族医药是指我国各少数民族在历史上创造和沿用的传统医药的总称，其资源丰富，分布广泛，具有鲜明的民族性、地域性和群众性。

我国有55个少数民族，这些民族在他们独特的生存环境中，有过无穷无尽的医药创造，并形成了独特的行之有效的疾病诊疗手段及一系列药品。从文献、书籍等相关记载中可以发现藏医学、蒙医学、维吾尔医学、傣医学、壮医学、土家、苗等民族医药开发研究和应用研究资料比较丰富，特别是藏、蒙、维、傣、壮5个民族医药，都有专门的医疗、科研、教学体系，形成了独特的医药体系，深受少数民族群众的青睐。

一、民族医药政策

我国高度重视民族医药产业的发展，并出台了一系列促进民族医药发展的相关政策。1951年国家颁发了《全国少数民族卫生工作方案》，提出了"团结与提高民族医药"的方针，鼓励各民族地区先后建立了一些民族医药机构。

1982年新修订的《中华人民共和国宪法》规定："发展现代医药和我国传统医药。"

1984年通过的《中华人民共和国民族区域自治法》相关规定指出："民族地方的自治机关自主地决定本地区的医疗卫生事业发展规划，发展现代医药和民族传统医药。"

1984年国务院办公厅转发卫生部、国家民族事务委员会《关于加强全国民族医药工作的几点意见》的通知中指出："发展民族医药事业，不但是各族人民健康的需要，而且对增进民族团结、促进民族地区经济、文化事业的发展，建设具有中国特色的社会主义医疗卫生事业有着十分重要的意义。"

1997年，中共中央、国务院《关于卫生改革与发展的决定》中指出："各民族医药是中华民族传统医药的组成部分，要努力发掘、整理、总结、提高，充分发挥其保护各民族人民健康的作用"。

1998年，国务院办公厅在印发《国家中医药管理局职能配置、内设机构和人员编制规定》的通知中指出：

（一）"依据国家卫生、药品的有关政策和法律法规，研究拟定中医、中医中药结合、中西医结合以及民族医疗医药的方针、政策和发展战略；组织起草有关法律、法规并监督执行。"

（二）"研究和指导藏医、蒙医、维医等各民族医疗医药工作；组织各民族医疗医药的理论、医术、药物的发掘、整理、总结和提高；拟定和逐步完善相关的制度规范和技术标准；监督和协调管理各民族医疗、医药机构。"

2002年，中共中央、国务院《关于进一步加强农村卫生工作的决定》中提出："要认真发掘、整理和推广民族医药技术。"

2002年，卫生部、教育部、人事部、农业部在《关于加强农村卫生人才培养和队伍建设的意见》中提出："在医学教育层次和专业结构调整的同时，在中等医学专业中可保留卫生保健及中医（民族医）类专业，以适应本地区农村对卫生人才的需求。""医学院校要拓宽专业领域，明确为农村培养人才的目标，增强专业适应性。进一步深化课程体系和教学内容改革，增加全科医学知识和中医药学（民族医学）的教学内容，强化能力培养，使毕业生适应农村基层卫生工作的需要。"

2003 年实施的《中华人民共和国中医药条例》在附则中规定："民族医药的管理参照本条例执行。"

2005 年国务院颁布《实施〈中华人民共和国民族区域自治法〉若干规定》第 26 条指出："各级人民政府加大对民族医药事业的投入，保护、扶持和发展民族医药学，提高各民族的健康水平。"

2006 年《中共中央关于构建社会主义和谐社会若干重大问题的决定》指出，要"大力扶持中医药和民族医药发展。"

2007 年《关于切实加强民族医药事业发展的指导意见》提出："加强民族医医疗机构服务能力建设""发挥民族医药在基层卫生工作中的优势与作用""切实加强民族医药继续教育工作""加强民族医药挖掘继承和科研工作""加强民族医药知识产权保护和药用资源保护利用。"

2007 年国务院办公厅关于印发《少数民族事业"十一五"规划》的通知指出："加大少数民族传统医药的保护和抢救力度，实施少数民族传统医药发展工程。开展少数民族传统医药资源研究与保护性开发，建立少数民族传统医药野生资源保护区。大力推广民族医药适宜技术，加大乡村民族医药工作者培训力度。加强民族医药基础理论和临床研究，鼓励科研院所和高等院校设立民族医药专业、开展民族医药学科建设，培养一批民族医药专业技术骨干和学术带头人。"

2007年，党的十七大提出坚持"中西医并重"和"扶持中医药和民族医药事业发展"。

2012年，国务院办公厅关于印发《少数民族事业"十二五"规划》的通知指出："加大民族医药的保护和抢救力度，实施民族医药保护与发展工程。加强民族医药基础理论和临床应用研究，推动民族医药学科和人才队伍建设，培养高层次民族医药人才。推广民族医药适宜技术，加大乡村民族医药工作者培训力度。"

2012年，党的十八大报告提出："坚持中西医并重""扶持中医药和民族医药事业发展"。

2017年，党的十九大报告指出："要坚持中西医并重，传承发展中医药事业。"

2018年，国家中医药管理局、国家民委等13个部门联合发布《关于加强新时代少数民族医药工作的若干意见》提出："以提高服务能力为重点，以创新为驱动，继续加强少数民族医药服务网络建设，稳步推进少数民族医药在医疗、保健、教育、科研、产业、文化等方面的全面协调发展"，以此制定了少数民族医药发展的目标。关于进一步加强少数民族医药工作提出了七方面重点内容，完善了发展少数民族医药事业的政策措施。《若干意见》要求民族地区地方政府要将少数民族医药发展纳入经济社会发展规划，加强组织领导，健全少数民族医药发展统筹协调机制和工作机制。落实对少数民族医药的投入政策，为少数民族医药发展提供必要的物质条件。

2021年，《中华人民共和国国民经济和社会发展第十四个五年规划和2035年远景目标纲要》提出，推动中医药传承创新，要"坚持中西医并重和优势互补，大力发展中医药事业。健全中医药服务体系，发挥中医药在疾病预防、治疗、康复中的独特优势。加强中西医结合，促进少数民族医药发展。"

2022年，国务院办公厅关于印发《"十四五"中医药发展规划》的通知指出："发展少数民族医药。加强少数民族医医疗机构建设，提高民族地区基层医疗卫生机构少数民族医药服务能力。改善少数民族医医院基础设施条件，加强少数民族医医院专科能力、制剂能力和信息化能力建设。建立符合少数民族医医疗机构自身特点和发展规律的绩效评价指标体系。加大少数民族医药防治重大疾病和优势病种研究力度，有效传承特色诊疗技术和方法。鼓励和扶持少数民族医药院校教育、师承教育和继续教育。加大对少数民族医药的传承保护力度，持续开展少数民族医药文献抢救整理工作，推动理论创新和技术创新。"

2022年，党的二十大报告指出："促进中医药传承创新发展。"

二、民族医药的发展现状

民族医药是我国传统医药的重要组成部分，我国历来十分重视少数民族医药的发展，积极支持对少数民族传统医药的挖掘、整理和研究工作。近些年，随着人们对民族医药的重视程度不断提高，各少数民族地区都不断挖掘开发具有本民族特点的少数民族医药。据初步统计，目前全国共有民族药生产企业近200家。其中藏药企业100多家，蒙药企业10家，苗药企业70多家，维药企业10家，全国民族药的成药品种600多种，市场销售量较大的有100多种，其中有47种民族药被列入《国家基本医疗保险药品目录》。

目前，蒙医药企业还没有出现跻身国家500强和天然药物全国60强的大型企业。近年来，我国高度重视少数民族医药产业的发展，但从小农经济、药材集市、手工业作坊发展起来的少数民族医药企业存在管理粗放、科学技术含量低、人才少、发展基础薄弱、生产规模小等问题，诸多因素都制约了民族药的可持续发展。

1. 民族医药企业规模小，基础研究薄弱，人才匮乏严重

通过实地调查及文献资料查阅，专门生产民族药的企业规模较小，市场竞争力弱，品牌化程度不够深。同时，民族药加工炮制技术仍为传统工艺，缺乏现代化、智能化生产操作，深加工技术水平不足，产品剂型不易被消费者接受。面临众多问题及新药研究周期，多数企业不愿意投资进行研发。由于民

族文化差异性、特殊性，目前很多有经验的民族医药工作者、民族医药的传承面临着后继乏人，这些因素都导致民族医药生产技术相对落后，民族医药企业发展缓慢。

2. 民族药质量标准匮乏，认可度低

近几年，我国在中医药标准化研究方面开展了大量的工作，并制定实施了很多有利于中医药产业发展的国家标准及地方标准，但是国家层面关于民族药标准仍相对较少。目前，列入国家药品标准的民族药种类相对较少，药材物质基础研究薄弱，在质量控制标准及临床应用安全性方面缺乏数据支撑，有些药品未建立相关标准。此外，民族药材种类错综复杂，在不同的地区，对同一种药物的描述各异，无法形成统一的标准。总之，这些因素影响了民族药市场认可度。

3. 文化差异及地域差异限制了民族药的发展

少数民族医药是历经几千年的发展形成的具有中华民族独特品质的医药学文化，因其与民族居住地区的气候条件、地理环境、饮食习惯等密切相关，具有很强的文化特色和地域差异，形成适合不同地域内民族需求的民族医药。但由于民族药的地域及文化特色，市场认可度较低，制约了民族药的发展。

4. 市场销售及科技创新不强

民族制药企业市场营销方面的投入力度较低，几乎没有专业的营销人员，且广告宣传力度及药品文化传播力度不够，少数民族医院的建立对民族药的推广、宣传的力量屈指可数，

部分民族医药企业思想比较保守，不能适应当今竞争激烈的市场需求，同时民族药还尚未让大众获悉其独特的疗效，需要加强药品宣传力度，打响民族药品牌知名度。

少数民族医药目前普遍问题是技术含量不高，民族药成分较复杂，单味药材有效成分研究分析不明确，生产技术含量不高，许多民族药无法实现产业化。同时，多数民族药品剂型单一，服用不便，如果在制备工艺改变不大的剂型上加以改进，则民族药质量控制和增加剂型方面是重点创新突破。近几年，部分民族药生产企业开展了民族药剂型改进工作并取得了一定的成绩，但民族医药行业整体科研创新方面进展缓慢，产品结构不合理，缺乏市场竞争力，民族药行业整体生产水平低下，技术结构落后，产品的质量、疗效、稳定性没有保证。

三、新中国成立以后蒙医药事业的发展

新中国成立以后，蒙医药事业受到了党和政府的高度重视，1951年政务院批准的《全国少数民族卫生工作方案》提出要重视民族医药，积极团结民族医药人员，并不断提高他们的业务水平。在这一方针政策的引领下，设立了蒙医药研究机构，开办了蒙医药院校、进修班，培养了大量蒙医药人才。聘请行医多年的蒙医到旗乡两级医疗机构任职，在全国公立的医疗机构中蒙医占有重要位置，并提高全国医疗机构中蒙医药人员待遇。对蒙药资源进行考察，组织蒙医学家对蒙医药古籍进行翻译和整理工作，编辑出版了大量有关文献资料和著作。同

时，搜集收藏分散在各地的蒙医古籍进行翻译出版。建立蒙药厂，蒙医药机构日臻完善。可以说，直至文革前，蒙医药学逐渐恢复生机。在十年动乱期间，蒙医药机构瘫痪、人员下放，经典著作和宝贵的研究资料被焚毁，蒙医药事业的发展受到影响。文革结束后，蒙医药迎来了恢复和发展的新境况。改革开放以后，蒙医药产业越来越受到国家的关注，在党和政府对民族医药大力扶持和发展政策下，蒙医药学进一步得到了保护、挖掘和弘扬。蒙药学得到了系统全面的整理、编译和改进，部分学者编著了蒙药方剂、蒙药材资源方面的书籍十余部。蒙药学及相关产业也日趋完善，形成了具有鲜明民族特点和地域特色的现代蒙药学，蒙医药产业也得到了持续的进步和发展。蒙医药学在实践中积累了近万种疗效显著的方剂，具有"生、猛、简、便、效、廉、绿"的特点，在治疗常见病、多发病和一些疑难病方面具有独到经验和独特的治疗方法。

1983 年，国家民委、卫生部联合制定了《关于继承、发扬民族医药学的意见》《关于加速培养少数民族高级医学人才的实施方案》和《关于经济发达省市对口支援边远少数民族地区卫生事业建设的实施方案》等一系列文件，提出关于大力支持民族医药的政策。1984 年，由国家民委和卫生部在内蒙古联合召开了我国首次全国民族医药工作会议；1995 年，国家民委和国家中医药管理局又在云南省联合召开了第二届全国民族医药工作会议；1997 年中共中央、国务院《关于卫生改革与发展的决定》中进一步明确指出："各民族医药是中华民族传统医药的组成部分，要努力发掘、整理、总结、提高，充分发挥其保护各族人民健康的作用。"2001 年修改后颁布的《中华人民共和国民族区域自治法》第四十条规定："民族自治地方的自治机关，自主地决定本地方的医疗卫生事业的发展规划，发展现代医药和民族传统医药。"2006 年底，国家民委联合卫生部、国家中医药管理局召开了第三次全国民族医药工作会议，共同下发了《关于切实加强民族医药事业发展的指导意见》等文件。这些政策文件的出台，反映出党和国家对民族医药的重视以及发展民族医药的决心。在上述政策的引领下，先后恢复和新建各级蒙医药研究所、蒙医医院，建立蒙药厂，恢复相关人员的名誉、原有职位，择优录用一批蒙医药专业技术人员到国家医疗机构中。建立蒙医学院，设立蒙医学、蒙药学专业，培养蒙医药的专门人才，并且举办各种研究班，提升蒙医治疗水平。同时，重新开始了编译蒙医药古籍文献的工作，恢复理论研究，并多次组织专家到各地考察，对蒙药资源进行普查，出版《内蒙古蒙药材标准》《内蒙古蒙药材炮制规范》等书籍。可以说，蒙医药迎来了辉煌的大发展时期，有了更为广阔的发展前景。

第三节　非遗中的当代蒙医特色疗法

2005 年，国务院办公厅颁发的《关于加强我国非物质文化遗产保护工作的意见》中提出，我国非物质文化遗产保护工作的目标是通过全社会的努力，逐步建立起比较完备的、有中国特色的非物质文化遗产保护制度，使中国珍贵、濒危并具有历史、文化和科学价值的非物质文化遗产得到有效保护，并得以传承和发扬。自 2006 年以来，经过逐级申报、政府和专家审批，蒙医药中有多项疗法入选国家级、自治区级非物质文化遗产名录。按照国家文化部规划建立的"国家＋省＋市＋县"共四级保护体系，现详细介绍如下：

一、国家级非物质文化遗产代表性项目名录

蒙医药列入国家级非物质文化遗产名录的项目有 6 个，分别为"蒙医赞巴拉道尔吉火针""温针疗法"（2008 年）、"蒙医传统正骨术""血衰症疗法"（2011 年）、"科尔沁蒙医药浴疗法"（2014 年）、"蒙医乌拉灸术"（2021）。这些国家级项目得到了"国家、省、市、县"四级保护，并贯彻"保护为主、抢救第一、合理利用、传承发展"的工作方针。

（一）蒙医赞巴拉道尔吉火针

蒙医赞巴拉道尔吉火针疗法是用特制的银针在人体的固

定部位或其它部位给予针刺加温灸刺激，达到预防、康复和治疗疾病目的的一种蒙医传统疗法。蒙医火针有两种针刺方法，一是将针在火上烧红后，迅速刺入人体来治疗疾病的方法；二是将针刺入穴位后，把酒精棉球点燃以后，将针具用火烧红后，以治疗疾病的一种方法。

（二）温针疗法

"温针"疗法主要治疗风湿性关节炎、腰椎间盘突出症、急性腰扭伤、肩周炎、坐骨神经痛和颈椎病。这一疗法具有操作方便、起效快、疗效维持时间长、副作用少、经济安全等优点。

（三）蒙医传统正骨术

新中国成立后，蒙古族传统正骨术进入了新的历史阶段，蒙医传统正骨术也迎来了新的发展机遇。在党和政府的支持下，1956 年在内蒙古自治区呼和浩特市成立内蒙古医学院，随着学院发展的需要，于 1958 年成立中蒙医系，把蒙医正骨技术纳入外科学，1975 年开始专门设立蒙医正骨课程。2010 年下半年内蒙古国际蒙医医院正式运营，医院开设"蒙医骨伤科"和"包氏正骨科"，并设包氏正骨门诊，包斯琴等包氏正骨传承人也应邀到"包氏正骨科"继续开展正骨事业。

蒙医正骨术以蒙医学基础理论为指导，以手法整复为主，辅以蒙药治疗，既不同于中医骨伤学，也有别于现代医学。在诊断上，实行望、问、切三诊，通过观察病人，询问病史和检查受伤部位，并结合 X 线进行综合分析作出诊断。治疗方法可概括为手法整复、夹板固定、喷酒按摩、功能锻炼等。在复位上，采取灵活多样的手法复合折端。在固定上，做到符合力学原理，通常采用两种方法：一种是小夹板固定。选用长、短、宽、窄适度、干又轻的柳木等材制夹板，选厚薄适度的毛毡、皮毛等作压垫，即形成一种三点挤压伤部的杠杆固定法。另一种方法是沙袋挟挤法。即在布袋里装上沙子，放在伤肢两侧向内挟挤。它起到按需所动，固定牢靠，稳定折处的作用，加速骨折的愈合。在按摩上，喷白酒，用青铜镜分三期进行按摩。骨折初期采取化瘀活血生新法，中期用补益肝肾接骨法，后期用强筋壮骨复原法。在用药上，从整体观念出发，以辨证施治为基础，调理气血为主，重点在治血和黄水，以达到治愈骨折的目的。在饮食上，宜增加炒米、黄瓜、黄豆、牛羊软骨、肝肾和羊髓骨汤等食物，以补肝肾，养气血，和营接骨。在功能上，实行动静结合，动中有静，静中有动的锻炼原则，并贯穿于整个治疗过程的始终。现代蒙医正骨术具有方法简便，器械简单，费力少，治愈快等特点。只有经过长期临床实践、刻苦锻炼的医生才能掌握其真谛，达到"机触于外，巧生于内，手随心转，法从手出"的程度。当施疗之际，重视人体生理功能之内在作用，注意保护人体骨骼之完整性，最大限度地发挥组织器官的自愈能力，使伤折部位早愈合，恢复正常生理功能。

蒙医正骨术以激发与调动人体内在潜能为特征，能动整复与功能愈合为理念，以意念归真、形神归一、心气相应、手随心转、法从手出、功随病至为基点，以内因为根基、外因为条件，蒙医药学基础理论为指导，采取非手术自然疗法的祖传蒙医正骨治疗各类骨折。这种特色疗法具有疗程短、费用低、痛苦少、愈合快、恢复好等优势。蒙医正骨以医术为主，以医德为本，治疗中充分考虑患者实际需求，尽量让患者在身心愉悦的状态下接受治疗。蒙医正骨术传承优良传统，对于现代科技持积极态度，现在的蒙医正骨医生充分利用 X 光有效诊断出骨折等疾病，将最新科技运用到治疗当中，并成为国家非物质文化遗产代表性项目。从起初的师徒式的传承到目前已进入高校的殿堂，发展成为系统化、理论化、科学化的独特学科——蒙医正骨学，并载入了《中国医学百科全书》。

（四）蒙医乌拉灸术

2021 年 5 月 24 日，蒙医乌拉灸术经国务院批准列入第五批国家级非物质文化遗产名录。该疗术是蒙医传统疗术之一，属蒙医传统疗术的灸疗范畴。操作方法是春季采集乌拉草，晾干与砖茶或碱相拌，制成锤形乌拉炷，点燃在选定的穴位上进行烧灼、薰熨。适应于消化不良、胃火衰败、浮肿、痞病、关节"黄水"病、疖痈、虚热病、癫狂、健忘症、新旧疮疡、妇女病等多种疾病。具有适应范围广、取材方便、疗效显著、见效快、副作用小、携带方便、经济适用等优点。

（五）血衰症疗法

2019 年 11 月，《国家级非物质文化遗产代表性项目保护单位名单》公布，阜新蒙古族自治县蒙医医院获得"血衰症疗法"项目保护单位资格。血衰症是由于先天禀赋不足，后天调养不当，如饮食失调情志过激导致胃火失调，影响脾、胃、肝脏功能而精华糟粕分解受阻或外感湿毒、瘟疫侵入机体及精血，七素代谢功能障碍血液生成受阻而成，相当于西医的再生障碍性贫血。临床上将血衰症分为毒热型、粘热型、未消型，蒙医依据三根、七素理论对症治疗，效果显著。

（六）科尔沁蒙医药浴疗法

2014 年 11 月，"科尔沁蒙医药浴疗法"经国务院批准列入第四批国家级非物质文化遗产代表性项目名录。2019 年 11 月，《国家级非物质文化遗产代表性项目保护单位名单》公布，科尔沁蒙医文化研究会获得"科尔沁蒙医药浴疗法"项目保护单位资格。科尔沁蒙医药浴疗法，是在内蒙古科尔沁地区传承下来的蒙医药浴疗法，即用当地药材及河水煮成药汤，以供患者浸浴，达到防病保健的疗效，此疗法所用的药材 70 多味，此疗法具有近五百年的历史，是通过吴海喇嘛、布日古德少布喇嘛、王布和医生等三代人在科尔沁右翼中旗的巴仁哲里木嘎查塔林艾里传承至今，受到广大民众的信赖，号称"科尔沁奇浴"。此疗法具有取材方便、经济实用、疗效显著、无副作用等优点，这不仅为当地农牧民患者送来"健康福音"，也影响着更为广阔的领域。现在，每年都有内蒙古、东三省、蒙古国、俄罗斯等的患者慕名而来。

二、自治区级非物质文化遗产代表性项目

蒙医药作为内蒙古自治区文化软实力的重要体现，列入自治区级非物质文化遗产代表性名录的传统医药项目有数十项，其中第一批非物质文化遗产名录包括：蒙医色布苏疗术、蒙医乌拉灸术、科尔沁正骨术和蒙医药；第二批非物质文化遗产名录包括：敖鲁古雅鄂温克狩猎民族传统医药、"王一帖"膏药、羊下颌骨刮痧治疗颈椎"查干胡英"病、蒙医五味阿尔汕疗术、蒙医震脑疗法、焖汤疗法、中兽医、赤铜的炮制方法、子宫复位法、酸马奶疗法、阿日苏拉乎疗法和亚苏阿日善疗法；第三批非物质文化遗产名录包括：阿拉善蒙医红柳灸疗法、科尔沁蒙医药浴疗法和鸿茅中医药酒文化；第四批非物质文化遗产名录包括：蒙医身心医学互动疗法、呼毕勒干乌呢森额木自

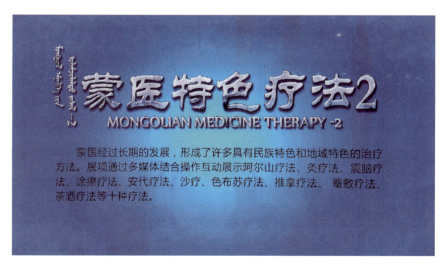

内蒙古科技馆"蒙医药"展览专区

备方法、蒙医道木胡疗法、"蒙奥神"膏药制作技艺、蒙医熏鼻疗法等五项传统疗法和技艺。下面简单介绍其中几种。

（一）蒙医色布苏疗术

蒙医色布苏疗术，又名瘤胃热罨法，是蒙医的一种特色疗法。主治女性赫依症、寒症赫依症、黄水病、肢体强直等疾病。其方法是用现杀的绵羊、山羊、牛等反刍动物的瘤胃热罨，在瘤胃内加入药物，在皮内部涂抹药物，或在瘤胃包绕病患部位，把皮披在患者身上进行浸浴治疗。可增强胃火、养脾血、滋肾阳。色布苏疗法具有很高的实用价值，因此流传至今。鹿、羊、牛、骆驼等动物的瘤胃都可用，但作用有所不同。该疗法在施治方法上多采用骑式法、披式法、热罨法。披式法主治全身骨关节疼痛或筋络寒症、赫依症、黄水病。骑式法主治妇女赫依病、白脉病及黄水病、寒症赫依症。热罨法多用于治疗寒症、黄水病、关节肿痛、抽筋、骨关节酸痛、风湿性瘙痒症、因潮湿着凉引起的后遗症。蒙医色布苏疗术是蒙古游牧民族在多年的游牧生活中总结出来的医学瑰宝，此疗法具有成本低、取材方便、疗效好、副作用少等特点。色布苏疗术现如今已被列入内蒙古自治区级非物质文化遗产代表性项目，对研究和探索蒙医疗法有非常重要的医药科学价值。

（二）羊下颌骨刮痧治疗颈椎"查干胡英"病

2009 年该疗法入选第二批自治区级非物质文化遗产代表性项目名录。用羊下颌骨刮痧治疗颈椎"查干古膜"病是蒙医

中国蒙医药文化发展史

传统疗法之一，历史悠久，羊下颌骨刮痧疗法是以刮痧治疗，调节肌肉的收缩和舒张，加强局部的血液循环，使紧张或痉挛的肌肉得以舒展；可使血管扩张，渐至毛细血管破裂，加强局部的新陈代谢；减轻病势，促进康复。该疗术具有简、便、廉且安全性高、疗效独特等优点，具有鲜明的民族特色。羊下颌骨刮痧治疗颈椎"查干胡英"病是蒙古族人民智慧的结晶，这对探讨蒙医传统疗法的历史提供了可靠的依据，对蒙医传统疗术的发展有着重要的意义。

（三）蒙医五味阿尔汕疗术

蒙医五味阿尔汕疗术又称五味甘露药浴疗法，属蒙古传统医学五种疗术之一，该疗术是蒙古族人民在长期的游牧生活中产生的一种民间疗法，在《四部医典》《甘露点滴》以及蒙医专家巴·吉格木德的《蒙医历史》等多部典籍中都有记载。用在毛乌素沙地干旱风沙大的恶劣环境中四季常青的沙地柏、麻黄、银蒿、红柳、蒙茋等五种植物作原料，加以毛乌素沙地泉水煎成阿尔汕药水进行药浴，起到通经活络、消炎止痛、减肥美容、解毒排毒等作用，对风湿病、类风湿、关节炎、骨质增生、半身不遂、皮肤病等疑难杂症均有独特疗效，配合蒙药点穴，疗效更佳。治疗手段简单，但效果明显，可开发潜力大。

（四）蒙医震脑疗法

蒙医震脑疗法，蒙古语称为"道木那哈疗法"，是以震治震，即以震动的手法将脑部受震所致的疾病治愈的疗法。蒙医震脑术历史悠久，在蒙古民族中广泛流传。蒙医震脑术是以具有朴素辩证观点的"以震治震，震静结合，先震后静"学说为临床指导思想。根据不同的震荡部位及病情轻重，选用不同程度、不同方式的各种震脑术进行震治，主要方法有脑髓震疗法、马鞍震动法、布带震疗法等三种，不用药物，无需特殊器械，具有简便、可靠、安全、有效等特点。与正骨术相比，震脑术更加普及，其流传的地域更广，会施行这一疗术的人更多。一般而言，会正骨术的人都会震脑术。因其操作简便，取材容易，很多普通的牧民都掌握了这一疗术，这一疗术还被用来治疗牲畜的脑震荡。《诊治百病古代方经》的蒙古文手抄本载骆驼脑震荡："包其头用木榔头拍打"。由此可见，震脑术对人畜都有疗效。牲畜震脑法的临床实践也许对人的震脑方法提供了科学实验性经验。

随着近代蒙医学的逐步完善，震脑术的研究也更加受到重视。蒙古民间流传的各种震脑术相继被搜集、整理，有关学术杂志上先后发表了不少运用各种震脑术治疗脑震荡的好经验。当头部受外力打击或强烈震动时，出现脑功能一时性障碍，造成晕厥与昏迷，但脑组织不发生器质性变化称为脑震荡。以畜牧业为主的蒙古人善于骑马射箭，脑震荡有着较高的发生率。脑震荡患者的主要症状为晕厥，但一般不超过 30 分钟即可恢复意识。血压、呼吸、体温等虽无明显变化，但脉象数而伴有颤抖。意识恢复后出晕眩、头痛和头部沉重而不能抬举，头发失泽，嗜睡，头痛恶心，吐黄绿色水样物等症状。如骨缝外膜破裂，则行走蹒跚摇摆，目不能闭，头晕，呕吐，甚则昏迷。如骨缝松动则局部跳动性刺痛；如骨质损伤除出现上述症状外，伴有发热，眼红，鼻出血等症状。如受伤部位聚积黄水则出现目不能闭，耳聋，胃部不适等症状。随着临床经验的积累和解剖知识的进一步发展，蒙医震治脑震荡的理论体系和手法渐趋完善。

（五）焖汤疗法

焖汤疗法是蒙医传统饮食疗法之一。远古时期，以狩猎为生的草原先民们把猎物的肉同水、烧红的石块放入整皮内或胸廓里，焖熟用以食用。到了元朝时期发现其医疗价值，诸多蒙医在焖汤中配用各种药来治疗风湿疾病。焖汤疗法主要分为全汤、五脏六腑汤、浸汤，具有强身壮骨、延年益寿、调理气血等功能，此疗法针对性强，疗效快。它涵盖了蒙古族狩猎文化及营养观，又融入了传统蒙医疗法。延续当今已成为营养品，具有健体强身、调理气血的作用。2008 年，焖汤疗法由正镶白旗文化馆申报被列入首批盟级、第二批自治区级非物质文化遗产名录。

（六）赤铜的炮制方法

赤铜的炮制方法是根据蒙医药理论，依照药材自身性质，按临床需求与调配制剂的不同要求实施的药材再加工技术。赤铜是金属类药物，生赤铜不易破碎入药，即便入药也很难被人体直接吸收，含有一定毒副作用。通过炮制的技术手段来解除其毒性，使其容易消化，从而达到提高疗效的目的。19世纪，蒙医药学家占布拉道尔吉所著《无误蒙药鉴》，其中就有赤铜的图案、形状描述、制取铜锈方法的记载。将赤铜用铁锤打成薄片后，剪成小块置砂锅中，加入等量的沙棘，在适量的水中煎煮1-2个小时。取赤铜、碎硫磺、硼砂，搅匀后装入砂罐内，再加入适量盐水和成泥状，待盐泥完全干透，焖煅4-6小时，取出，晾干。炮制品呈蓝黑色不规则块状物，手搓易碎成粉。经炮制后的赤铜味甘、辛，性燥、凉。有燥脓、清热、消水肿的功效，与其他蒙药配合使用可治疗肺热、肝热、肺脓肿、肺结核、胸膜炎、咯血、耳脓、水肿、痛风、游痛症等。蒙药炮制学是蒙古族祖先在漫长的游牧生活中，通过反复的卫生保健实践总结出来的医药理论和治疗经验，已成为中华民族传统医学宝库中一门独立的学科，具有重要的医药价值和科学价值。

（七）蒙医子宫复位法

震疗术具有悠久的历史，在蒙古族中广泛流传。蒙医子宫复位法也是其中之一。"蒙医震子宫"治疗方法分布于整个鄂尔多斯市。在西部4个旗（杭锦旗、乌审旗、鄂托克旗、鄂托克前旗）的蒙医医院、伊金霍洛旗旗医院和鄂尔多斯市蒙医研究所都有本项目。在鄂尔多斯市西部地区，民间这一治疗方法广泛流传，有很好的基础。目前临床上因子宫后屈导致不孕的疾病很多见，蒙医的震子宫是一种很理想的治疗方法，不用药物，直接用"震疗"，无需特殊器材，具有简便、可靠、安全、有效等特点。

（八）蒙医酸马奶疗法

酸马奶疗法，是使用酸马奶对某些疾病进行治疗的方法。酸马奶，是用马奶经过发酵制成的一种健身饮料，也是能治一些疾病的良药，在早期蒙古族百姓中已经开始盛行。根据现代科学实验分析，确认酸马奶中含有多种有益于人体的有效成分，如糖、蛋白类、脂肪、维生素类，还有氨基酸、乳酸、酶、矿物质以及芳香性物质和微量酒精等。酸马奶疗法对高血压、肺结核、慢性胃炎、十二指肠溃疡、肠结核、细菌性痢疾、糖尿病等疾病有显著疗效。2008年由锡盟群众艺术馆、锡盟蒙医医院申报被列入首批盟级非物质文化遗产代表性名录，次年被纳入第二批自治区级非物质文化遗产名录。

（九）蒙医"阿日苏拉乎"疗法

"阿日苏拉乎术"是蒙古语，意为"披羊皮疗术"，是一种蒙医传统疗法，该疗法于2009年被列入自治区级非物质文化遗产名录。此疗法要用纯白色满三周岁的绵羊的皮、羊肚、肾、膝盖骨、跟骨、肩胛骨颈、尾骨末端三节、回肠等器官。阿日苏拉乎疗术主要有燥脓、清热、消水肿、去寒等多种功效，禁用于有心脏病、高血压、体弱、有外伤的患者和孕妇。此疗法讲究快，羊皮和羊肚要热方可使用。

（十）亚苏阿日善疗法

亚苏阿日善又称骨浴，是蒙医传统治疗法之一，是蒙古族人民在长期的劳动实践和与疾病作斗争的过程中创造的传统疗法。该疗法主要治疗牛皮癣等皮肤病、类风湿关节炎、增生性关节炎、慢性风湿性关节炎、风湿痛、外伤关节炎等疾病。其特点是根据蒙医传统配方原则，利用动物骨资源的药物作用配方而成。随着时代的发展，亚苏阿日善的医疗作用更加完善，逐步成为蒙医学的一门独立传统疗法。亚苏阿日善疗法具有简便、廉价的特征，同时也具备了较好的完整性、可靠的安全性和独特的疗效性。该疗法于 2009 年被列入自治区级非物质文化遗产项目。

（十一）蒙医红柳灸疗法

红柳灸疗法是一种蒙医治疗腰间盘突出的方法，方法是将酥油加热融化，并将若干尺寸相近的红柳木放入油中加热 10 分钟。加热完成后，将红柳木取出，在患者特定穴位上放置羊毛毡子，并将加热后的红柳木按压到羊毛毡子上，保持三十分钟左右，使酥油渗入皮肤之中，

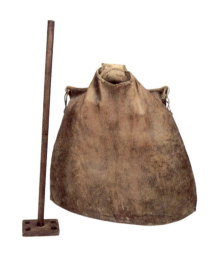

捣酸奶的皮囊（近现代时期，内蒙古博物院藏），这是蒙医酸马奶疗法所使用的器具

使局部产生温热或轻度灼痛的刺激。蒙医红柳灸治疗腰椎间盘突出症疗效确切，操作简便，无毒副作用。

（十二）蒙医心身互动疗法

蒙医心身互动疗法是自治区级非物质文化遗产，是内蒙古自治区国际蒙医医院心身医学科主任纳贡毕力格所创的新型疗法。纳贡毕力格在挖掘、继承、抢救、发展和弘扬传统医学的基础上，通过多年的临床实践，创建的一种具有蒙医特色的心理治疗方法。这种疗法基于"天人合一""顺应自然"的整体思想观，结合蒙医学心身统一理论和现代医学心理学理论，运用光电、声像等现代技术手段形成互动效应，并在实践中形成了一种具有全新模式的心身医学科治疗方法。心身互动疗法除了治疗躯体疾病、心理疾病，追求的目标是使人发扬人性的真善美，从而形成身体、心灵和道德上更加健康的状态。就心理治疗而言，将多种心理疗法有机地融合在一起，以

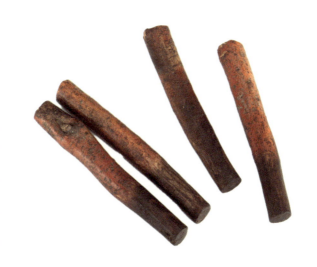

西河红柳灸（近现代时期，内蒙古国际蒙医蒙药博物馆藏）

强调并开发人们内在的情感、智慧和灵性的潜力，遵循"自省自悟""发展潜能""自我完善"的原则，使人达到"明心见性"的效果。所以也可称其为"身心灵整体健康疗法"。身心灵整体概念中，"身、心、灵"三个字的字面意义分别是："身"指躯体；"心"即心理，主要指情绪、思维、思想范畴；"灵"主要指精神境界和灵性状态，如人对生命意义、人生价值的感悟，以及人的世界观、生死观、苦乐观的认知等。所谓"互动"也有双重意义：一是指"身、心、灵"之间的互动。人的"身""心""灵"之间是以相互依从、相互影响、相互作用的关系存在的，即他们之间可以产生互动互促效应。因此，临床上可以利用这一特点通过促进受助者"身、心、灵"三者的良性发展关系，不仅进行了身体、心理的治疗，更重要的是进行了道德思想的规范效果。二是指"医生与患者之间"和"患者与患者之间"的互动。人的心理有一种"互动循环感应"效应机制，利用好这一机制可以激发所有患者的参与热情，从而提高医生和患者之间、患者和患者之间的情感共鸣。这种互动模式根本上改变了一般心理治疗"单线式""对症'下药'式"的模式，采用"多维立体""综合调理"的模式，也改变了一般心理治疗中的教条、单调，并且需要患者积极配合才能达到效果的被动状况。互动心理疗法通过营造积极、生动、轻松、快乐、自然、和谐、亲切和温暖的治疗氛围，使治疗活动变得更自然、温馨、积极和具有活力。

（十三）呼毕勒干·乌呢森·额木

呼毕勒干·乌呢森·额木用于治疗早期胃癌、食道癌、胃炎等病。制剂方法遵循传统制药方法，将荜茇、肉桂、诃子等药材置于砂锅内，用泥浆密封后在炉灶上烘制 72 小时方成药。这一药物具有取材方便、价廉易服的特点，用药安全、疗效显著。

（十四）蒙医萨木纳胡疗法

蒙医萨木纳胡疗法又称拔罐放血疗法，是拔罐与放血结合起来的疗法，是具有突出蒙医药特色的外治疗法。具体方法是先在所选穴位或某一病变部位进行拔罐 8-10 分钟，取拔罐器后在隆起部位用三棱放血针或皮肤针浅刺 3-5 次后，再拔罐；吸出恶血（病血）与黄水（组织液），以达到改善气血运行、拔毒祛瘀、清热解表、调节阴阳、调理体素、防病治病为目的。

（十五）"蒙奥神"膏药制作技艺

"蒙奥神"膏药是蒙古族祖传膏药，它具有消肿止痛、散热、祛风湿、调节人体"协日乌素"（类似湿热）的独特功效。适用于腰腿疼痛、四肢麻木、关节风湿痛、跌打损伤、红肿、软组织挫伤、疖肿、丹毒、无名肿毒和腮腺、乳腺红肿胀痛及游走性疼痛等。"蒙奥神"膏药主要成分有胡日根·其合（峪黄、酸模）、达楞·图茹（棉大戟）、格希根（大黄）、甫阿（制草乌）、朝高日根（龙牙香）、扎日（麝香）、姜黄、松香、樟脑、高度纯粮酒等20多味药材和辅料，经调配、粉碎、浸煮而成，分为粉末调涂和煎煮浸膏两种制作方法，"蒙奥神"药膏是宝贵的民族传统医药遗产。

（十六）蒙医熏鼻疗法

该疗法2013年列入第四批自治区级非物质文化遗产保护名录，由19种蒙药材组成，是蒙药与蒙医传统疗法相结合的特色疗法，针对过敏性鼻炎、急慢性鼻炎、鼻息肉、鼻甲肥大、额窦炎、打鼾等慢性病、疑难病有很好的疗效，不会产生药物依赖性，副作用小。具体疗法是将这些蒙药材研磨成粉末状，做成熏鼻药棒。使用时将熏鼻药棒点燃，熏患者鼻孔，两个鼻孔轮流熏治。轻者每天1次，重者每天2次，1次需要4-6分钟，10天为1个疗程。目前在内蒙古国际蒙医医院、巴彦淖尔市蒙医医院、乌拉特前旗中蒙医医院、乌拉特后旗蒙医医院、乌拉特中旗蒙中医医院等医疗机构中都有推广使用。

申报非物质文化遗产是保护蒙医药的方式之一，我们应在现有国家政策的指引下，加快蒙医药相关专利申遗的脚步，以此更好地传承和保护蒙医药这一非物质文化遗产。

第四节　当代蒙医药文化研究

新中国成立以后，蒙医药事业的发展得到了党和政府的高度重视，设立了蒙医药研究机构，开办了蒙医药院校，培养了大量蒙医药人才，进行蒙医药的研究。在继承整理丰富药用遗产的同时，对蒙药资源进行多次考察，整理翻译编辑出版了大量有关文献资料和著作。现简要介绍如下：

一、蒙医药研究机构

关于内蒙古蒙药产业的发展现状及开发利用情况，截至2022年，已有国家标准的蒙成药品种350种，其中：1998年卫生部颁布的《中华人民共和国卫生部药品标准》蒙药分册收载蒙药材57种，45种制剂；2020版《中国药典》共收载蒙药专用品种16个（习用药材4个，蒙古族验方12个）；《内蒙古蒙成药标准》1984年版收载103个品种，《国家中成药标准汇编》收载了十几个品种的蒙成药，《内蒙古蒙药制剂规范》2007年版（第一册）收载148种蒙药制剂，《内蒙古蒙药制剂规范》2014年版（第二册）收载156种蒙药制剂，2021年版《内蒙古蒙药制剂规范》（第三册）收载了150个蒙药制剂。目前，很多蒙药品种处方中含有毒性药材、动物排泄物不符合药品的安全性和有效性，部分药材质量难以控制，部分药品处方中含濒危药材品种在国家相关规定中已限量使用，药品剂型以散剂和丸剂为主，剂型不易被大众接受。因此，如何从蒙药制剂的前处理、炮制方法、工艺技术方面解决上述问题，达到可量化、可处理、可有效地进行评价，尚需要进一步加大基础研究的力度。

目前，独立性的蒙医研究机构主要包括内蒙古自治区中蒙医研究所、呼和浩特中蒙医研究所、通辽市蒙医研究所、兴安盟科尔沁右翼中旗蒙医研究所、锡林郭勒盟蒙医研究所、鄂尔多斯市蒙医研究所、阿拉善盟蒙医研究所、内蒙古医科大学蒙医药研究院共计八家，重点开展蒙药现代化研究、蒙医药高层次人才培养基地建设以及蒙药研发平台建设等工作。

内蒙古自治区12个盟市及所辖旗县均建有蒙医医疗机构，部分盟市及旗县还与中医合并成立中蒙医医疗机构。目前，全区现有蒙药制剂5000余种，涉及汤剂、散剂、丸剂、片剂、颗粒剂、胶囊剂、合剂、溶液剂、油剂、软膏剂、搽剂、茶剂、洗剂、硬膏剂14个剂型约300个品种，其中144种已载入国家标准。为了加强医疗机构蒙药制剂调剂使用管理，规范蒙药制剂调剂使用的申报与审批，2021年，《内蒙古医疗机构蒙药制剂调剂使用管理办法》正式实施。《办法》要求，调剂使用的蒙药制剂必须安全、有效、质量可控，由调出方医疗机构制剂室配制，并依法取得制剂注册批准文号或者传统工艺配制制剂备案号。办法还对医疗机构蒙药制剂调剂使用申请、期限等做了详细规定。对在岗医护人员从业资质进行了要求，确保了患者用药的安全性、便捷性等。

（一）内蒙古自治区中蒙医研究所

内蒙古自治区中蒙医研究所始建于1956年，是内蒙古自治区建立的第一所中蒙医学研究基地，承担着蒙医药的文献整理和临床工作，开展布鲁氏菌病、性病、痢疾三个专题防治研究，举办中医函授班和西学中班等。1958 年，研究所门诊部发展成为内蒙古中蒙医院。此后一段时间，研究所的工作和科研进展处于停滞状态。1972 年以后，中蒙医院研究所与中蒙医院合署办公，再次加强机构建设，科研重新走向正轨。所设科室有中医基础理论研究室、蒙医理论研究室、综合实验室、生化实验室、药化实验室和图书情报室。所设各科实验室仪器配备齐全，具备一定的研究能力。先后在药物、临床和实验研究等诸多方面取得了突出成就。内蒙古自治区中蒙医研究所现已发展成设备先进、科室齐全、技术力量雄厚的中蒙医科研研究中心。

（二）内蒙古自治区中医医院

内蒙古自治区中医医院，其前身为内蒙古自治区中蒙医医院，是内蒙古地区唯一一所以中医蒙医药为主的综合性医疗机构，始建于 1958 年。1972 年进行扩建，充实技术力量，添置现代化设备。设立业务科室 22 个，中蒙医均设有内科、外科、妇科、儿科、针灸科，还设有脑病科，中医设有肛肠、肿瘤、气功推拿和急诊室等科室。近年来，采用现代科学技术检测手段，主要以中蒙医传统诊断治疗，观察疗效，总结经验。现已成为以中医药为主，采用中西医、中蒙医、蒙西医结合治疗，学科设置齐全、仪器设备先进，承接着国家、自治区多项科研课题任务的综合性医院。

（三）内蒙古国际蒙医医院

内蒙古国际蒙医医院是目前世界上规模最大的三级甲等

蒙医综合医院，是我国以蒙医药医疗为主的集医疗、科研、教学、预防、保健、康复、急救、制剂为一体的现代化蒙医综合医院，是民族医院重点建设单位。目前设有 91 个科室，其中蒙医临床科室占临床科室的 77%。内蒙古国际蒙医医院擅长治疗脑出血、脑梗塞、脑血管疾病、血液病、胃肠肝胆病、心血管疾病、呼吸系统疾病、妇科及儿科疾病、地方病、牛皮癣等各种皮肤病，甲状腺疾病、肿瘤、各类骨关节疾病，

具有蒙医药特色优势的学科有 6 个专科被国家卫生保健部门批准为临床重点专科，9 个被国家中医药管理局评为重点专科，4 个被国家中医药管理局评为重点学科，3 个被内蒙古自治区评为领先和重点学科。

（四）内蒙古民族大学蒙医学院

内蒙古蒙医学院是以培养蒙医、蒙药人才为主的高等医科学校，前身是 1978 年在哲里木盟卫生学校基础上建立的哲里木医学院。1980 年将筹建中的内蒙古民族医学院与哲里木医学院合并，定名为内蒙古民族医学院。1987 年改名为内蒙古蒙医学院。学院设立蒙医、蒙药、医学三个专业。学院在重视教学工作的同时，积极开展蒙医、蒙药、蒙医史等方面的科学研究，教材建设成绩显著，编写蒙医教材与大纲 20 余种，其中《病理学》《蒙医妇科学》《蒙医五官学》等已正式出版。培养了大批具有地方民族医药特色的医学人才，成为内蒙古自治区唯一一所培养蒙医药高级人才的主要教学基地，现与

原内蒙古民族师范学院哲里木畜牧学院合并组建而成内蒙古民族大学。

二、蒙医药著作

（一）蒙医学著作

影响较大的蒙医药著作当数《现代蒙医学》（琪格其图主编，辽宁民族出版社，2002 年）。《现代蒙医学》最初是用汉文所著，后由作者翻译成蒙古文。作者认为，蒙医学不同于中医学，也有别于藏医学，在理论上强调无体素学说与脏腑脉络学说，注重辨证论治和整体观念，临证处置则一般使用成方，且成方有易携带、制作方便、用量少的特点，特别适用于北方游牧民族生活。书中上篇详细梳理了蒙医学及蒙药学发展史，并介绍了蒙医学基础理论；中篇"蒙药与方剂"，从蒙药性能、方剂组方原则等方面详细论述了蒙医研习与蒙药使用；下篇"蒙医临床各科"中，将蒙医学对内科、外科、妇科、儿科等各科疾病的诊治方法分别加以详细论述。《现代蒙医学》是第一部用汉文全面论述蒙医药学的著作，从一个全面系统的角度梳理数千年蒙医药学的精髓，是一部难得的佳作。

《蒙医志略》（远方出版社，2007 年）也是近年来蒙医药学研究领域较为全面的著作之一，是两代人五十年来呕心沥血铸就的一部民族医药史志，是研究蒙医药学不可多得的厚重之作。该书对蒙医药学数千年来的发展历史进行了详尽的叙述，不仅包括基础理论、临床、实践教学、科研工作，还包括蒙古族起居饮食等。书中引述的研究资料、学术观点、研究成果等大多是当时最新的研究成果,广收并蓄,集百家之所长,形成了独具特色的学术理念。值得一提的是,该书作者为了引用《山海经》记载中人类最早发现和使用的药物,创造了一个寓意深远的称谓——"巫化本草"(即蒙昧时期人类最初识药用药经验的总结)。此概念的提出不仅填补了蒙医药史志研究中的空白,而且为人类医学史志的研究提供了一条新的思路。

《蒙医药学概要》(奥·乌力吉、卢国荣主编,内蒙古科学技术出版社,2019年):该书主要是对蒙医药学的发展历史、独特理论、辨证法则、蒙药特点、传统疗法、临床医学及养生保健等方面的内容进行了概括性论述。

《中国医学百科全书蒙医学分卷》(上海科学技术出版社,1992年):由中国医学百科全书编辑委员会编,书中内容包括蒙医学基础理论、临床医学、特种医学等,以条目编写体例编写。

《蒙医妙诊》(辽宁民族出版社,1992年):该书是在挖掘整理蒙古贞蒙医药历史文化遗产的过程中汇集而成的。编者走访医学方家名流,汇民间医学精华,学名医经验,将民间蒙医学宝藏整理成册,其中一些独到的疗术,对蒙医学现代化的研究一定的启发。

《内蒙古医学史略》(伊光瑞主编,中医古籍出版社,1993年):该书记述了内蒙古地区与医学相关的人和事,用专章叙述了蒙医学史及其史料考证、民俗传说等。1993 年，以安官布和金玉为主的中青年蒙医学者们，为了使社会各界及各族人民对蒙医学加深认识，全面了解蒙医蒙药在蒙古族百姓防病治病的独特理论、疗法和功效。

《蒙医妙方》（贺喜格吐、包光华主编，内蒙古少年儿童出版社，1995 年）：该书收载了八个省市二百余位献方人的精选妙方一千余首，是在民族医药工作者的精心筛选和反复论证后编撰的。书中验方有的是多年的从医经验，有的是祖传秘方，有的是民间流传的方子，在具有临床实用价值的同时，也具有参考和收藏价值。该书以条款分类法编写，以科统病，以病统方，共分为内科病症方、外科病症方、儿科病症方、妇科病症方等七部分，条理清晰、层次分明、便于查找。

《蒙医学概述》（安官布，内蒙古科学技术出版社，1995 年）：这本书通俗易懂，将知识性和学术性融为一体，简明扼要地介绍蒙医学，阐明蒙医学的悠久历史、传统疗法、独特理论、特色临床学科，进而对蒙医学的发展前景进行了展望。

《蒙医传统疗法及现代研究》（乌兰、阿古拉主编，内蒙古人民出版社，2006 年）：该书系统地叙述了蒙医传统疗法理论体系的研究经验和成就，由十几位蒙医学专家根据临床经验及最新的研究成果编撰而成，使繁杂的蒙医传统疗法理论化，将蒙医学传统疗法的研究推向了一个崭新的高度。

《名老蒙医包金山诊疗随笔》（包金山、白哈申格日乐编著，内蒙古科学技术出版社，2013年）：包金山是包氏正骨第四代传人，书中主要包括包金山在50多年的临床实践中对于骨伤疾病的康复、骨伤病人护理、骨伤科典型案例、人体解剖等方面的认识与经验。

《当代蒙医学基础理论》（董毅峰主编，人民卫生出版社，2016年）：书中的内容通俗易懂，分十个章节对蒙医学基础理论进行了论述，除了详细地阐述了传统蒙医学的基本理论，还阐述了蒙医学的特色学说理论，如七元三秽学说、三素阴阳学说，以及在蒙医学特色学说理论指导下的病因病机、发病预后、防治原则、诊治规程等理论。

除此之外，还有《蒙医心身互动疗法》（纳贡毕力格、阿茹娜著，湖北科学技术出版社，2017年）、《蒙医基础理论（蒙古文）》（巴·吉格木德编著，内蒙古人民出版社，2014年）等蒙医学著述。

（二）蒙药学著作

蒙药学内容丰富，历史悠久，是一门具有鲜明民族特点的民族医药学。它不只有独特的理论体系，更具有用量少、见效快、经济便捷、临床经验丰富的特点，适用于广大农牧民的日常生活。对蒙药学的挖掘、整理和发展也一直在进行，一代代蒙药人不断对其予以完善和发展。药学方剂类图书涉及范围非常广，有蒙药理论方面的书籍、药学书籍、方剂集选等。

简要介绍如下：

《中华本草·蒙药卷》（柳白乙拉、武绍新主编：上海科学技术出版社，2004年）：本卷共收载了临床上常用的传统蒙药材422味，每味药以正名、异名、形态、药理、化学成分、功能主治等分类描写。

《蒙药鉴定学》（图雅主编，内蒙古科学技术出版社，2005年）：该书是一部以蒙古文写作的蒙药学图书。该书由两部分组成，"总论"部分探讨了蒙药鉴定学的发展过程及现状，"分论"部分着重介绍药物的来源、别名、特点、分布、性味、功效等。

《蒙药正典》（柳白乙拉主编，民族出版社，2006年）：这是国家中医药管理局重点支持的文献整理课题之一。《蒙医本草图鉴》，是19世纪著名的蒙药学家占布拉道尔吉用藏文撰写的著作，因其内涵深广、理论扎实而成为蒙药学经典著作，《蒙药正典》即为《蒙医本草图鉴》的翻译整理版。编者统一了蒙药学名词术语的汉译，制定了严格的编译体例和编译原则，对各种版本进行了校勘考证，整理编撰了本书。

《蒙药化学成分结构解析》（王青虎编著，内蒙古科学技术出版社，2015年）：该书认为，将蒙药学化学成分分析、质量标准、药效学研究与天然药物的发展趋势相结合，是蒙药学人员需要面对的关键问题。该书把从蒙药中分离提取的天然产物做了波谱分析，为蒙药学研究人员提供各类天然化合物的全套波谱分析。

《额济纳蒙医药》（阿拉德尔，乌尼尔其其格，贺西格达来编著，内蒙古科学技术出版社，2013年）：这部著作是地方医志当中极具代表性的一本，该书概述了内蒙古自治区阿拉善盟额济纳旗的蒙医药事业全貌，介绍了当地蒙医学史、蒙医医术发展现状、蒙药材研究现状、蒙医药传承人的临床经验等。

《传统蒙药与方剂》（奥·乌力吉、布和巴特尔编著，内蒙古科学技术出版社，2013年）：该书是反映蒙药学理论和特色的蒙药学专著。本书由总论、传统蒙药、传统蒙药方剂三部分组成，着重临床应用，书中详细介绍了三百多种常用蒙药、收录了近五百个临床常用方，展示了传统蒙药学和方剂学知识的精髓所在。

除此之外，优秀的蒙医药学著作还有《肃北蒙古族自治县蒙医药志》（肃北蒙古族自治县编纂委员会编，甘肃文化出版社，2016年）、《蒙药山沉香现代化研究》（奥·乌力吉编著，内蒙古科学技术出版社，2015年）、《蒙药志》（上）（罗布桑编著，内蒙古人民出版社，1980年）、《常用藏蒙药功效手册》（南太加，撒吉编著，民族出版社，2008年）、《包景荣蒙药炮制法》（张红霞编著，民族出版社，2016年）、《安多藏蒙医药学史研究》（王弘振主编，甘肃民族出版社，1994年）、《中蒙医验方集第一集》（内蒙古自治区卫生厅编著，内蒙古自治区卫生厅出版，1957 年）、《蒙医药名》（内蒙古医学院蒙医研究室主编，内蒙古人民出版社，1962 年）、《蒙药学》（内蒙古自治区中蒙医研究所编著，内蒙古人民出版社，1972 年）、《蒙医药方汇编》（昭乌达盟蒙医进修班主编，辽宁人民出版社，1977 年）、《临床蒙药手册》（帕瓦编著，新疆科学技术出版社，2014 年）、《名老蒙医：高喜验方》（伊·浩思巴雅尔编译，内蒙古科学技术出版社，2016 年），等等。

（三）临床研究类著作

《蒙医临床札记》（拉布登主编，内蒙古人民出版社，2013 年）一书是由作者在四十多年工作实践中的临床札记和蒙药验方两部分构成，共 19 章，书中共列举 181 例病案，每种病案都附上了一个典型病例的治愈过程，系统阐述了作者多年来积累的丰富的临床经验。《肝炎治疗经验》（阿日布杰等编著，内蒙古人民出版社，1963 年）、《蒙医疗术》（金巴著，内蒙古人民出版社，1977 年）、《蒙医儿科知识》（姚苏图著，内蒙古人民出版社，1983 年）、《传染病蒙医疗法》（宝音图著，内蒙古科学技术出版社，1986 年）《名老蒙医经验选编(上下)》（内蒙古蒙医学院哲里木盟蒙医研究所编，内蒙古科学技术出版社，1990、1994 年）、《昭若图堪布临床精粹》（晋木旦森嘉措编著，内蒙古科学技术出版社，2012 年）、《蒙古医药诊治研究与临床应用》（奇太空编著，新疆科学技术出版，2003 年）、《实用蒙医皮肤病学（蒙古文）》（乌日娜编著，内蒙古科学技术出版，2008 年）、《蒙医治疗脑震荡的临床研究》（乌兰、阿古拉主编，内蒙古人民出版社，2012 年）、《蒙医心身互动疗法》（纳贡毕力格编著，湖北科学技术出版社，2017 年）等。

（四）养生保健类著作

《蒙医养生学研究》（赛罕其其格著，内蒙古科学技术出版社，2014 年）：该书在蒙医养生学中占有很高的位置，作者依据蒙医学理论中的阴阳、五行、三素学说，对蒙医养生学进行了系统的研究，书中用"蒙医学整体观和人体生理学的研究""人体吸收及用食物性味来调整人体气血阴阳的研究""人体特性的分类法及其重要性和养生学的研究"三大部分系统阐述了蒙医养生学的内容、特点和保健素养等。《饮食疗法》（扎拉根巴雅尔著，内蒙古人民出版社，1983 年）、《蒙古族养生文化》（斯·参普拉敖力布编著，内蒙古科学技术出版社，2000 年版）、《健康长寿指南》（胡依勒等译著，内蒙古人民出版社，2000 年）、色·赛音巴雅尔所著《百病自疗秘诀》（内蒙古科学技术出版社，2000 年）、《家庭按摩》（哈斯等编著，民族出版社，2000 年）、《蒙医常用养生饮食（蒙古文）》（吴七十三著，辽宁民族出版社，2012 年）等。

（五）学术研究类著作

学术研究类著作是蒙医药学出版著述中重要的一类，也是蒙医药学教育教学与传承的重要工具，其中既包括传统理论研究类图书，也包括调查报告、学术论文集等。《蒙医学术论文集》（内蒙古自治区蒙医学会编著，内蒙古人民出版社，1983年）、《蒙医学术论文集2（蒙古文）》（民族出版社，1990年）是现今有迹可循的较早的学术论文集。之后，还有《蒙医药科学研究论文选》（阿拉坦、李晓燕主编，民族出版社，2002年）、《蒙医圣露：博州蒙医医院学术论文集（蒙古文）》（巴特孟克等编著，新疆科学技术出版社，2004年）、《金河之叶蒙医学术论文集》（高·达布海主编，内蒙古科学技术出版社，2006年）、《蒙古族公众的蒙医文化：一项关于公众理解医学的研究》（包红梅著，金城出版社，2015年）、《生命的长调：蒙医》（色·哈斯巴根及张淑兰著，广西师范大学出版社，2008年）、《民族地区医药传统知识传承与惠益分享》（薛达元主编，中国环境科学出版社，2009年）等著作。

（六）蒙医药学古籍

千百年来，蒙医药经验的总结、学术的传承、著述的保存等，主要靠家传、私授来进行，许多蒙医药古籍大都流散在民间。为推进蒙医学古籍的整理研究，1962年，内蒙古自治区人民委员会发出《关于做好蒙藏文医学经卷的保管、搜集、整理、研究工作的通知》，对流散在民间的有关蒙医药医学经卷进行整理、修补、造册、编目以供整理研究应用。由此出版的蒙医药古籍经典著作有：内蒙古中蒙医研究所编译的《四部医典（上下，蒙古文）》（内蒙古人民出版社，1959年）、吉格木德丹金扎木苏《观者之喜》（内蒙古人民出版社，1974年）、由内蒙古医学院中蒙医系蒙医教研室译成蒙古文的《蓝琉璃》（内蒙古人民出版社，1978年）、鲁来译《亲·却吉扎拉申三著》（内蒙古人民出版社，1988年）、内蒙古医学院教授特木热编著《兰塔布》（民族出版社，1987年）、斯楞敖力玛译《晶珠本草》（内蒙古科学技术出版社，2001年）、杨柏柳注《饮膳正要：白话注释本》（内蒙古科学技术出版社，2002年），苏和、布仁达来编著《蒙医文献学》（内蒙古人民出版社，2006年）、钢卓力克编译《蒙医甘露四部》（内蒙古人民出版社，2007年）、却木桑著《鄂尔多斯古籍文献丛书蒙药炮制法》（内蒙古人民出版社，2011年）等。

除此以外，其他类的蒙医药学著述还有：《藏蒙汉对照医药名词》（苏都毕力格，内蒙古人民出版社，1981年）、伊克昭盟蒙医研究所王永福编《王永福医案》两集（内蒙古人民出版社，1987年）、《汉蒙对照医学词典》（斯钦毕力格·金岁等编，民族出版社，1993年）、《阿拉善盟蒙医药300年史记》（段关布扎布主编，内蒙古人民出版社，2007年）、《著名蒙医学家范·淖尔布成果明鉴》（乌苏日勒特著，民族出版社，2014年）、《科尔沁蒙医翘楚（蒙古文）》（白力军主编，民族出版社，2017年）等。

第五节　当代蒙医药领域的知名专家

苏荣扎布，1929 年生，蒙古族，曾任内蒙古蒙医学院院长、蒙医内科学教授、主任医师、中医药学会内科分会委员、内蒙古自治区蒙医学会副理事长，长期从事蒙医临床工作，在实践中积累了丰富的医学教学、临床和科学研究经验，组织编写了第一套包括 25 门学科的蒙医药高等院校统编教材，为蒙医药高等教育事业填补了一项空白，为蒙医药学教育事业作出了卓越贡献。他主编了《蒙医内科学（蒙古文）》（内蒙古人民出版社，1976 年版）、《名老蒙医经验选编（上、下）》（内蒙古科学技术出版社，1994 年版）等著作。

罗布桑，1932 年生，内蒙古赤峰人，蒙古族，内蒙古自治区蒙医学会副理事长、中国药学会内蒙古分会理事、内蒙古科协第 3 届委员、内蒙古医学院教授，在蒙药学、蒙医方剂学方面具有系统的理论知识和丰富的采集、鉴定、炮制等实践经验，并在发掘蒙医蒙药、编写教材和文献整理等方面均有较大贡献。他主编了《蒙医伤科简编》（内蒙古人民出版社，1978 年版）、《蒙药志（蒙古文）》（内蒙古人民出版社，1980 年版）、《识药学》（民族出版社，1998 年版）等著作，翻译《塔教得》（内蒙古人民出版社，1996 年版）等药学经典著作。

巴·吉格木德，1939 年生，内蒙古医科大学主任医师、教授、博士生导师，全国老蒙医药学术经验继承指导教师，他立项研究蒙医学基础理论、蒙医学史和蒙医学古籍文献等重点课题，是蒙医学史学科创始人，当代蒙医基础理论和古籍文献研究的奠基人。1965 年，他编写了第一部油印版《蒙医基础理论讲义》，在此后多次修改完善。1984 年出版了科研专著《蒙医学基础理论》（内蒙古人民出版社，1984 年第一版，1988 年第二版），该书是新中国成立以来系统整理蒙医基础理论的第一部科研专著。1977 年，巴·吉格木德首次提出了蒙医古代文献中《四部甘露》《蒙药正典》《方海》三部古籍为蒙医药学代表性三大经典的观点，现已被学术界公认。出版学术著作和高等教材 12 部，1986 年由他担任主编编写全国高等院校教材《蒙医基础理论（第三版）》，于 2014 年 4 月出版；2004 年出版了《蒙医学史与文献研究（蒙古文）》，这本书的蒙文版于 2009 年在蒙古国出版；《蒙医学简史》（1984年蒙文版、1997 年汉文版）。

包金山，1939 年生，是一个具有二百余年历史的包氏蒙古族正骨世家的第四代传人，蒙医正骨主任医师、教授，国家级非物质文化遗产传承人，担任过《中国医学百科全书·蒙医分卷》编委会委员、高等医学院校蒙医教材编委会委员、内蒙古自治区蒙医学会常务理事、中华蒙医药学会名誉副会长等。

包金山用蒙古、汉、日、英等多种语言，把无文字记载的祖传蒙医正骨术历史编写成了一百多万字的著述，他的著述内容丰富、技术资料详实，使祖传蒙医正骨术得以理论化、科学化、系统化，全面促进了蒙医正骨学的发展。他先后编写了《名老蒙医包金山诊疗随笔》《祖传正骨（蒙古文版）》《中国蒙医整骨学》《科尔沁包氏整骨术》等十余部著作，填补了蒙医正骨研究史上的诸多空白。

琪格其图，蒙古族，1942年生，内蒙古兴安盟扎赉特旗人，1966年毕业于内蒙古医学院，1987年获得国家科技成果奖，著名蒙医学家。参编了《汉蒙名词术语分类词典》，主编《现代蒙医学》（辽宁民族出版社，2002年）、《现代蒙医学（蒙古文）》（辽宁民族出版社，2005年版）、《蒙医内科学（蒙古文）》等图书。

纳贡毕力格，男，1964年生，鄂尔多斯市鄂托克前旗人，现任内蒙古自治区国际蒙医医院心身医学科科主任、医学博士。心理互动疗法是纳贡毕力格教授从事二十多年临床心理治疗工作实践与经验的浓缩和总结。互动心理疗法以"天人合一"整体观思想为指导，以传统医学心身统一理念为基础，结合现代医学心理学理论和方法，实践操作上运用光电声像等现代技术手段形成互动效应的一种全新模式的心理治疗方法。纳贡毕力格还出版了有关心身疗法的学术著作《蒙医心身互动疗法》（纳贡毕力格、阿茹娜著，湖北科学技术出版社，2015年），在国内外产生了广泛的影响。

阿古拉，1965年生，蒙古族，内蒙古自治区医药卫生跨世纪学术技术带头人，内蒙古自治区蒙医药学会副会长、《中国民族医药杂志》副主编、曾任内蒙古医学院蒙医药学院院长、博士生导师。1987年，他首次明确提出"寒热平调""引病外除""整体调节"等蒙医传统疗法的独特理论体系，他还广泛深入开展传统疗法搜集整理研究，挖掘整理了三十余种未曾系统搜集过的蒙古族民间传统疗法，为建立和完善现代蒙医学体系奠定了重要基础。1990年，主编第一部蒙医传统疗法理论及临床研究系统专著《蒙医传统疗法》（内蒙古科学技术出版社，1990年），参与编撰了《蒙医临床治疗常规》（内蒙古少年儿童出版社，1995年）、《蒙医传统疗法大成》（内蒙古科学技术出版社，2000年），编写了《蒙医传统疗法及现代研究》（内蒙古人民出版社，2006年）等著作。

以上列举，只是一般来说目前较为熟悉的蒙医药领域的知名专家，除此以外的尚不知晓的知名专家还有很多，难免会挂一漏万。此外，还有无数致力于蒙医药科研教育与医疗工作的仁人志士，为这门古老而又现代的学科而努力。

第六节　当代蒙医药发展存在的问题和未来前景

一、内蒙古蒙医药产业存在的问题

1. 蒙药标准化程度低

目前部分蒙药的有效成分没有明确的定性、定量指标，含毒性的药品、重金属和农药残留量的检查不规范，加之分析手段落后、先进分析技术利用不够等原因，质量控制一直处于低水平状态。还有《蒙药制剂规范》《蒙药材炮制规范和蒙药标准化》和涉及"药物临床前安全性评价研究"体系等方面的标准化都是亟待解决的问题。

2. 蒙医药的宣传仍需加强

蒙医药作为我国典型的非物质文化遗产，是具有民族特色的宝贵文化遗产。然而，在内蒙古部分地区调研显示，蒙医药认可度相对较低，部分人甚至不知道蒙医药，更从未接触过蒙医药。蒙医药在内蒙古地区都得不到认可，更不用说在全国市场乃至国际市场上获得认可。综合分析，目前蒙医药在内蒙古地区传播力度不大，蒙医药文化及其特殊疗效还未得到普及和推广，大部分蒙古族以外的群体往往较少接触蒙医药，消费者对蒙医药的了解也并不深入。因此，迫切需要将蒙医药文化及与其相关的特色诊疗手法、疗效等进行宣传，让越来越多的消费者开始了解蒙医药，接受蒙医药，认可蒙医药。

3.蒙医药品牌影响力较小

蒙药在药学方面有着成熟的理论体系，在治疗一些特殊病症方面具有良好的口碑，无论是方剂传承还是疗效都不比藏药和苗药差。但是由于蒙医药企业对蒙药药理、药效以及作用范围宣传不够，没有形成国内知名的蒙药品牌，导致消费者对蒙药的疗效机理缺乏认识，进而导致蒙药企业在与其他民族制药企业、中成药企业的竞争中处于不利地位。蒙医药行业仍需加强蒙药品牌宣传，提高蒙药知名度，进而促进蒙医药产业的可持续发展能力。

4.蒙医药资源保护性开发工作不力

内蒙古自治区地域辽阔，有着丰富的蒙药资源。但是近些年由于蒙药所处自然环境遭到不同程度的破坏、药材滥采滥挖现象严重，导致蒙药材资源极度匮乏。近几年蒙药材种植作为缓解野生资源压力的主要方式应运而生，特色蒙药材种植在内蒙古自治区得到了越来越深远与广泛的认识和政策支持。然而，目前蒙药材种植推广的模式是以小农户的分散种植为主，存在种植面积小、科技含量低、引种随意性强、育种和种植技术不成熟等问题，导致蒙药材的质量无法得到有效保障。因此，政府在加强蒙药资源保护的同时，还需探索蒙药材现代农业产业种植，保证蒙药材资源的可持续发展。

二、蒙医药未来的发展前景

医药产业属于朝阳产业。从世界范围来看，医药产业属于增长最快的产业之一，近半个世纪以来一直保持10%左右的年平均增长速度，远远高于同期的世界经济增长速度。医药产业又是高技术、高效益产业，为此成为发达国家实力竞争的焦点之一。蒙医药学是我国民族医药的重要组成部分，它吸收了藏医、中医等医学精华，形成了独具特色的、完整的理论体系，具有独特的治疗方法和显著的临床疗效，是相对具有比较优势和特色的行业。

目前，蒙医药在科研、临床、生产及药材资源等都集中在内蒙古自治区，这是内蒙古自治区大力发展蒙药、参与国际竞争的有利条件。因此，加速内蒙古自治区医药产业的发展，提高蒙医药产业的整体水平和竞争能力，不仅对内蒙古整体经济的发展起到巨大的带动作用，而且对弘扬民族医学、继承民族文化将作出较大贡献。虽然蒙医药的发展基础还非常薄弱，发展的程度还很低，在全国的医药产业中只占据很小的市场份额，甚至与其他一些民族医药相比也还有一定的差距。尽管如此，蒙医药产业的发展还是具有明显的优势和潜力。

虽然蒙医药的发展在一定差距，但实际上，从某种程度和角度上来看，与其他相比蒙医药已经得到了全国市场的广泛认可，带动了地区经济快速发展。近年来，从天然药物中分离、提取有效成分,进行新药研究是我国医药发展的一个重要方向。

蒙药属天然药物，疗效显著、毒副作用低，符合未来药物的研发方向和目前市场的需求。因此，蒙药的市场占有量不断扩大，目前在北京、天津、武汉等省市也开设了蒙医医院，就诊患者非常多，蒙药的销售已经得到了全国各地市场的广泛认可，并且在俄罗斯、蒙古国、日本、东欧等地区也有很大的需求。

自 2001 年内蒙古颁布实施《内蒙古自治区蒙医中医条例》以来，使内蒙古自治区蒙中医药事业在法制化、规范化的轨道上全面、协调发展起到了积极的保障和促进作用。但随着蒙中医药事业的发展，原条例的许多规定已经不能适应新形势的需要。重新修订后的条例结合内蒙古实际，对原条例作了较大改动，在原来的 22 条基础上增加到 60 条，并增加了"章"的设置。《内蒙古自治区蒙医药中医药条例》已由内蒙古自治区第十一届人民代表大会常务委员会第十六次会议表决通过，自 2010 年 10 月 1 日起施行。新条例首次提出，内蒙古自治区人民政府应当将蒙医药、中医药文化建设纳入内蒙古自治区文化发展规划，旗县以上人民政府应当支持建设蒙医药中医药科普教育基地，并将蒙医药中医药的有关知识应当纳入自治区中小学生卫生教育课程。新条例对蒙医中医管理体系的建立、蒙医药高层次人才培养等问题作了规范，尤其是在政策保障、蒙医中医医疗机构设置、从业人员培养和使用、蒙药中药与制剂的调剂使用、教育科研与交流合作等方面都有大幅度改动和完善。对高等医学院校蒙中医专业毕业生到边远、贫困地区苏木乡镇卫生院工作的，在转正定级和工资津贴等方面给予特殊待遇。与此同时，该条例还重点强调了各级政府在推动蒙中医药事业发展方面的职责，突出了蒙中医药在提供基本医疗和公共卫生服务方面的作用。

　　蒙医药学是蒙古族劳动人民在与疾病的长期斗争过程中积累的经验总结，也是一门具有鲜明民族特点的医学科学，又是蒙古族特有的医药传统。蒙医药是中华民族的优秀传统文化，又是内蒙古自治区医疗卫生事业的特色与优势。抓住机遇发展蒙医药产业是内蒙古新的增长点，也是经济发展、文化传承的重要一环。按照医药产业工业化、国际化的要求，以市场需求为导向，以企业为主体，以提高自主创新能力为核心，充分发挥蒙医药特色优势，运用高新技术和先进适用技术，建设一批市场前景好、技术含量高的示范项目，造就一批拥有自主知识产权的高新技术企业。内蒙古自治区蒙药开发研究的总体战略目标应当是，充分发挥蒙医药资源优势，坚持资源开发可持续发展战略，逐步构建以蒙医药科研机构、高等院校医疗机构、药品生产企业为基本要素的技术创新体系。坚持自主研究开发与引进消化吸收相结合的原则，加大蒙药高新技术的开发研究力度，及时吸收国内外医药科技前沿信息，逐步形成体现蒙医药特色与优势的名优新药产品。努力形成全区蒙药产业的规模化、集团化、现代化，将其培育成我区新的经济增长点及优势产业为自治区经济建设做出相应的贡献。

我们既要发扬蒙医药的优势和特色，又要应用现代科学的先进方法和技术，加强基础研究；既要看清发展蒙医药广阔的前景，又要认识到所面临的种种困难和艰巨任务，做好长期奋斗的思想准备，传承中华民族优秀文化基因和文化精神，积极进取。正骨、针灸、传统蒙药制剂等经临床验证行之有效的医疗技术和药方，在善加利用的同时，要使其能够与时俱进。继续完善科学的理论体系。蒙医药文化中崇尚自然、敬畏生命的精神内涵，有利于人们正确认识疾病，更好地接受医疗过程和正视死亡。蒙医药重视养生保健的传统理念和做法值得弘扬，其科学性、有效性需要实践和再创新。蒙医药的发展离不开对现代医学科学的吸收，并要继续吸收其他民族优秀成果，这样中华优秀传统文化中不可缺少的蒙医药文化才能传承下来。

三、内蒙古蒙医药产业的发展优势

1.悠久的蒙医药历史及完整的蒙医药理论体系

蒙医药历史悠久，是北方游牧民族尤其是蒙古族漫长历史发展过程中形成的独具民族特色的民族文化遗产。蒙医药在漫长的历史发展过程中通过文化交流与传播，以及蒙古族人民的蒙医药使用经验，逐渐得到了丰富和深化，并形成许多经典著作。同时，通过现代科学知识和方法的运用，蒙医药科研成果不断涌现，推动了蒙医药的多元化应用，也为蒙医药的未来发展夯实了基础。

2. 内蒙古自治区的政策优势

近年来，内蒙古大力支持蒙医药的发展。内蒙古自治区政府出台了《关于进一步扶持蒙医中医事业发展的决定》《内蒙古药用资源开发与中蒙药产业发展规划》等多个文件，在科学研究、组织管理、经费投入、机构建设、人才培养等方面为继承和发展蒙医药事业出台了具体的扶持政策。从 2005 年起，内蒙古自治区大力推动蒙医药产业建设，为今后内蒙古自治区蒙医药事业的发展打下了坚实的基础。

3. 内蒙古自治区的资源优势

内蒙古自治区地域广阔，具有复杂多样的地形，大部分地区属温带气候，土壤种类较多，日照时间长，孕育了丰富的野生动植物资源，成为野生动植物生存和繁衍的天然宝库。根据调查统计，内蒙古自治区植物种类并不丰富，野生植物共计 2600 余种，其中，野生药用植物 1122 种，分属 117 科 1033 种，野生药用植物中以菊科、豆科、蔷薇科、毛茛科种类最多。据《内蒙古植物药志》记载，内蒙古地区有 1198 种可供开发利用的药用植物，其中，有 488 种植物既入中药、又入蒙药，另有 23 种植物只作蒙药用，这样共有 511 种入蒙药的植物。在内蒙古自治区境内的中蒙药材品种有 102 种，包括甘草、防风、麻黄、黄芪、肉苁蓉、北沙参、桔梗等是内蒙古地区的道地中蒙药材，在全国至世界都非常著名。从药材的产量来看，最近几年来麻黄产量最大，约占全区药材总产量的一半，黄芪位居第二位，黄芩、甘草、桔梗、北沙参、桔梗、防风、桔梗、肉苁蓉等地区道地药材蕴藏量较大。

内蒙古地形复杂多样，包括山地、高原、盆地、丘陵和平原等不同的地貌类型。内蒙古自治区处于暖温带向寒带的过渡地带，其气候以温带大陆性季风气候为主，四季分明，全年降水量集中于 7~8 月份，全区平均降水量 350-450mm。内蒙古自治区水质优良，地表水和地下水均未受到污染，有利于提升中蒙药材的质量。同时，内蒙古自治区中蒙药材种植地区地理位置优越，交通便捷，这些都为中蒙药材流通提供了优质的自然条件和便利的交通条件。

四、内蒙古蒙药材资源现状

1. 内蒙古药用植物资源概况及利用现状

60-70 年代，结合内蒙古医学院及广大药材工作者对内蒙古自治区药用植物进行的调查研究，内蒙古自治区卫生厅组织有关学者于 1972 年编辑出版了《内蒙古中草药》一书。1980 年，内蒙古医学院中蒙医学院罗布桑教授等通过多年研究、搜集大量的资料，编辑出版了《蒙药志（上）》一书。1987 年组织有关部门的学者编著了《内蒙古蒙药材标准》，该书是内蒙古自治区卫生厅核定的第一部蒙药材标准，共收载了 322 种蒙药材标准，又于 1988 年编撰了《蒙成药补充标准》，共收载蒙成药和蒙药材 523 个品种，从而使蒙药材澄清了混乱品种。1989 年内蒙古医学院朱亚民教授编辑出版了

《内蒙古植物药志》，该药志首次将中药和蒙药融会编纂在一起，具有鲜明的地方特色。同年，罗布桑主编了全国医学大专院校教材《蒙药学》，该书首次将传统蒙药和现代动、植、矿物学相结合，考证了428种传统蒙药材，编著了药物味、性、功效、用药等相关内容。2001年罗布桑又整理和考证了十八世纪著名蒙古医药学家罗布僧苏勒和木用藏文所著的蒙药经典草本《识药学》，该著作系统地记载了历代蒙古医学家所用的动、植、矿物药。

内蒙古自治区中蒙药材种植历史悠久，是我国北方重要的中蒙药材种植区。根据调查统计，内蒙古自治区现有中蒙药材种植约30万亩，其中，东部地区以赤峰市、通辽市、呼伦贝尔市、锡林郭勒盟、兴安盟为主，主要种植桔梗、沙参、黄芪、甘草、黄芩、赤芍、柴胡等，西部地区以鄂尔多斯市、巴彦淖尔市、阿拉善盟、乌兰察布市为主，主要种植甘草、肉苁蓉、黄芪、枸杞、麻黄等中蒙药材。中蒙药材种植是内蒙古自治区具有区域优势的特色产业之一。近年来，随着内蒙古自治区政府发展中药材产业政策的落实，各盟市加大对中蒙药材的种植力度，大力发展特色种植，在保证药材产业稳步发展的同时，增加农牧民收入，以赤峰市、通辽市、乌兰浩特市、包头市、呼和浩特市中蒙药材种植产业尤为突出。目前，赤峰市中蒙药材种植面积达40万余亩，中蒙药材种植在全市12个旗县区均有分布，其中喀喇沁旗牛家营子镇年均种植面积4万亩，北沙参、桔梗为该镇的两大知名产品，被誉为"中国北沙参、桔梗之乡"。通辽市中蒙药材面积达 50 万亩，其中奈曼旗中蒙药材种植面积占全市 81.4%，种植品种有丹参、柴胡、板蓝根、铁芪、苦参等 39 种，通辽市人民政府与内蒙古民族大学合作建立了中蒙药材种植基地及大学生实习基地，实现了优势互补、互利共赢。乌兰浩特共有中蒙药材种植面积 9.68 万亩，其中主要种植区域位于小城子、新林、巴彦高勒、宝力根花等苏木乡镇，栽培药材种类主要有黄芪、黄芩、桔梗、苦参、板蓝根、防风、五味子、麻黄、甘草等。包头市现有中药材种植面积 8.88 万亩，其中，固阳县作为黄芪道地药材产区一直努力探索中蒙药材规范化种植，其申报的"内蒙古自治区特色道地药材资源保护与利用重点实验室"获批自治区重点实验室，栽培的药材品种包括黄芪、甘草、赤芍、防风、远志、知母、党参、枸杞、柴胡、桔梗等 200 余种，尤以甘草、麻黄、枸杞、党参产量较大，畅销国内外。呼和浩特市中蒙药材种植面积达到 30 万亩，主要种植地区包括武川县、土默特左旗、托克托县以及和林格尔县，栽培的药材品种包括黄芪、黄芩、枸杞、麻黄、甘草、沙棘、小茴香等，其中黄芪、黄芩、枸杞等为呼和浩特道地性、主产地且有产业基础的药材。

文献资料表明，内蒙古自治区现有中药材种植企业 669 家，其中赤峰市、通辽市、呼伦贝尔市、阿拉善盟、兴安盟、乌兰察布市、扎兰屯市、乌兰浩特市等地药材种植企业分布较多，栽培药材种类主要包括黄芩、板蓝根、桔梗、沙参、黄芪、苦参、防风、柴胡、牛膝、甘草、五味子、麻黄、肉苁蓉、芦荟、枸杞、杏仁等多种中蒙药材。

内蒙古自治区中蒙药材种植形式包括四种：一是企业＋基地＋农户；二是企业＋科研单位＋基地＋农户；三是政府＋企业＋科研＋协会＋农户；四是企业＋农户。位于兴安盟乌兰浩特市的内蒙古怡生堂药业自有药材基地1500亩，主要是自产自销；内蒙古日出东方药业采取企业＋农户的种植形式，自有药材基地10000亩；锡林郭勒盟多伦县双赢中药材开发有限公司采取企业＋基地＋农户的种植形式，开发中蒙药材种植基地4万余亩，其中农户种植占57.78%，自有基地42.22%。

内蒙古赤峰市中蒙药材种植主要集中于红山区、敖汉旗、喀喇沁旗、克什克腾旗、翁牛特旗和宁城县。其中翁牛特旗泰维中药材种植专业合作社现有中蒙药材种植基地1万亩，内蒙古天奇蒙药集团有限公司分别在喀喇沁旗牛家营子镇、红山区文钟镇与当地的药材种植户进行了合作，药材基地按照"企业＋科研单位＋基地＋农户"的发展模式，进行标准化生产，在提升药材种植技术水平的同时，减少了农户的种植风险，目前公司与农户合作种植中蒙药材2万余亩，主要品种为北沙参、桔梗、甘草、黄芩、板蓝根等。

巴彦淖尔市磴口县王爷地苁蓉生物有限公司在防沙治沙、

沙区开发上创新思路，在乌兰布和沙漠接种肉苁蓉 14 万亩，培训农牧民学习新技术、新方法，为内蒙古自治区沙产业的发展起到了示范引领作用。内蒙古阿拉善盟苁蓉集团有限责任公司是国内首家进行肉苁蓉人工栽培、研制开发、产品生产和销售为一体的民营企业，公司按照"企业＋基地＋农户"的经营模式，发展人工种植、栽培肉苁蓉，累计建成巴音霍多、查汉布拉格、吉兰泰昭苏套勒三个肉苁蓉种植基地，公司综合开发利用肉苁蓉、锁阳等沙生植物，系列产品达到 10 项。

2. 内蒙古药用动物资源概况及利用现状

蒙古族人民在长期的游牧生活中利用动植物资源研制了独特的蒙药药方，用于治疗疑难病或其他常见病。其中，《四部医典》中收载了 84 种动物药，《蒙药正典》中收载的动物药 137 种。1981 年由赵肯堂编著的《内蒙古药用动物》列出内蒙古的 276 种动物药，重点对药材的药用部分、原动物、采制、成分、药理、应用、选方、科研新进展、蒙医应用等项进行记述，并附有原动物的插图。目前，蒙成药生产制造每年需要上万公斤的畜产品药材及生物制剂原料，其中比较重要的是用羊

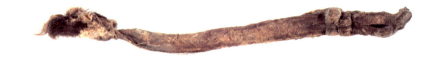

鹿鞭（近现代时期，内蒙古博物馆 藏品）

胎盘、鹿产品、牛黄等药材。名贵的动物药材如驯鹿、麝、岩羊、青羊、黄羊、野猪、林蛙、马鹿、狐狸、水獭、骆驼等。除上述珍贵动物外，还有一些动物虽然具有重要的药用价值，但数量极少，近些年国家已经对保护这些濒危动物实施了政策和措施，确保对濒危动物的保护及种群数量的恢复。

3. 内蒙古药用矿物资源概况及利用现状

内蒙古矿物资源丰富，其中较重要的有辽西低山丘陵的素饭石，内蒙古高原产盐、石膏、寒水石、土牛黄、禹粮土、碱，阿拉善高原产硝、盐矿类药材，鄂尔多斯高原产龙骨、龙齿、碱、芒硝等。这些矿物原料除作为内蒙古医药工业的中药原料外，大部分用于工业原料。矿物的药用数量相对较少，但在内蒙古的产量较多，能够满足当前医药企业生产需求。

当代知名蒙医药企业

　　当代知名蒙医药企业主要集中在内蒙古自治区。蒙医药作为内蒙古的特色产业，是内蒙古医药行业的重要组成部分。目前，内蒙医药制造业的发展速度快于 GDP 的增长速度，并呈上升趋势，但是与全国数据对比发现，内蒙古医药行业占 GDP 的比值是偏低的，表明内蒙古自治区医药制造业的发展慢于全国水平，这说明其仍有较大的发展空间。

　　截至目前，初步统计内蒙古自治区共有药品经营企业 211 家，中药饮片生产企业 27 家，药品生产企业 104 家，其中蒙药生产企业 18 家（见表 1），共生产蒙药品种 329 个。其中蒙药生产企业有内蒙古天奇蒙药集团有限公司、内蒙古蒙药股份有限公司、乌兰浩特中蒙制药有限公司、内蒙古库伦蒙药有限公司等。整个行业当中有部分企业由于规模小、人员少、资金不足等困难，没有形成独具特色的营销网络，产品出现滞销现象。

表 1　内蒙古自治区蒙药生产企业目录

企业名称	国家药品批准文号 / 个	蒙药药品批准文号 / 个
内蒙古天奇蒙药集团有限公司	120	4

表1　内蒙古自治区蒙药生产企业目录

内蒙古蒙药股份有限公司	241	83
呼伦贝尔松鹿制药有限公司	186	1
内蒙古库伦蒙药股份有限公司	103	83
颈复康药业集团赤峰丹龙药业有限公司	182	2
乌兰浩特中蒙制药有限公司	149	86
内蒙古大唐药业股份有限公司	266	29
包头中药有限责任公司	208	1
内蒙古黄河制药厂	89	3
内蒙古奥特奇蒙药股份有限公司（金山蒙药厂）	10	10
内蒙古兰太药业有限责任公司	89	1
内蒙古惠丰药业有限公司	25	3
内蒙古科尔沁药业有限公司	13	4
内蒙古蒙利中蒙制药有限责任公司	15	12
内蒙古凯蒙药业有限公司	6	2
内蒙古福瑞医疗科技股份有限公司	32	4
内蒙古蒙奇药业有限公司	4	1
内蒙古宇航人药业有限责任公司	30	1

一、内蒙古天奇蒙药集团有限公司

内蒙古天奇蒙药集团有限公司成立于2004年，现有内蒙古天奇中蒙制药股份有限公司等8个全资（或控股）子公司，建有6个国家和自治区级技术创新平台，拥有内蒙古著名商标、

"蒙药扫日劳 -7 汤制作"非物质文化遗产，是全国中成药工业百强企业、国家高新技术企业、国家技术创新示范企业、国家蒙药产业技术创新战略联盟理事长单位和国内最大蒙药制造企业。

天奇蒙药集团主营业务涵盖"蒙药、中药药材资源、健康食品、医疗康养"四个核心板块，现有中药（蒙药）批准文号 251 个，其中扫日劳清肺止咳胶囊、冠心七味片、止嗽立效胶囊等 11 个品种产品产值过千万。集团在赤峰市和通辽市建设了 5 个蒙药产业制造基地，种植中药材 23 种、加工饮片565 个、生产保健食品与健康食品 28 个，员工总数 1100 人。

天奇蒙药集团聚焦推动中医药、蒙医药的传承创新发展，打造蒙药智能制造基地，布局药材初加工与仓储物流基地，建设高水平医药研发检测平台，为推动内蒙古自治区医药产业高质量发展贡献力量。

二、内蒙古蒙药股份有限公司

内蒙古蒙药股份有限公司的前身是内蒙古蒙药制药厂，1980 年由国家民委、国家医药管理局、内蒙古自治区政府投资兴建。公司是集药材种植、生产、销售、研发于一体的现代化民族制药企业，位于美丽的科尔沁草原腹地、中国蒙药之都——通辽市。厚重的民族文化底蕴及人文和地域优势，为公司发展提供了得天独厚的资源。

厂区占地面积约 225 亩，建筑面积 4.3 万平方米，现有职工 337 人。公司以生产"蒙王牌"蒙成药、中成药为主，拥有 82 个蒙药批准文号，可生产 6 个剂型，年产蒙（中）成药 1000 吨。

公司相继被授予国家高新技术企业、全国中药百强企业、中国工业行业（中药业）排头兵企业、自治区工业百强企业、自治区民营百强企业、自治区农牧业产业化重点龙头企业等荣誉称号。

三、内蒙古库伦蒙药股份有限公司

内蒙古库伦蒙药股份有限公司隶属于内蒙古亿利资源集团公司。始建于 1957 年，是全国第一家蒙药厂，前身是内蒙古库伦蒙药厂。库伦蒙药厂隶属于亿利资源集团公司，注册资本人民币 1600 万元，产品包含八大系列 104 个品种。经营范围为蒙成药、中成药生产、蒙成药出口。经过多年的不断发展，目前已发展成为集生产、经营、科研为一体的全国少数民族医药产品定点生产、经营的现代化蒙药制药企业。安友牌"珍宝丸""七雄丸"分别荣获 1990 年全区少数民族进出口博览会百花奖，99 国际药品医药、医疗器械成果博览与学术交流研讨会优秀成果金奖。目前已进入国家基本医疗保险目录的产品有 48 个，非处方药品有 37 个。

四、内蒙古奥特奇蒙药股份有限公司（金山蒙药厂）

内蒙古奥特奇蒙药股份有限公司坐落于内蒙古乌兰浩特市经济技术开发区中央大道九号，下设乌兰浩特中蒙制药有限公司、内蒙古奥特奇蒙药股份有限公司（金山蒙药厂）、北京天骄奥特奇中蒙药工程技术研究有限公司、内蒙古蒙药技术研究工程中心、内蒙古奥特奇药业有限公司、内蒙古奥特奇药品（超市）有限责任公司、兴安盟奥特奇农业资源开发有限公司等分子公司。目前，奥特奇蒙药初步形成了以内蒙古奥特奇蒙药股份有限公司为核心的，集蒙药种植、研发、生产、销售和现代化医药物流五位一体的蒙药全产业链发展新规划。

五、乌兰浩特中蒙制药有限公司

乌兰浩特中蒙制药有限公司始建于 1971 年，是内蒙古自治区最早成立的蒙药厂之一，是内蒙古自治区科技创业投资公司控股的股份制企业。现在生产中蒙成药散剂、片剂、胶囊剂、颗粒剂、丸剂、浸膏剂等六个剂型 148 个品种（蒙成药 86 个，中成药 62 个），其中"OTC"药品 55 种，"国家基本医保药品"有 38 种，具备年产中蒙成药 500 吨的生产能力。

六、内蒙古大唐药业股份有限公司

大唐药业是一家集蒙药资源开发、特色专科药和大健康产品研发、生产和销售为一体的综合性制药企业，公司的主营业务为中成药（含民族药）和化学制剂药的研发、生产和销售。大唐药业品牌包括同泰永品牌与三花品牌。

七、呼伦贝尔松鹿制药有限公司

呼伦贝尔松鹿制药有限公司是一个以中药为主，中西药结合的综合性制药企业，是内蒙古自治区最早建厂的制药企业之一，国家高新技术企业、内蒙古自治区农牧业产业化重点龙头企业、呼伦贝尔市产业化龙头企业、内蒙古自治区科技名牌企业、内蒙古中蒙药产业技术创新战略联盟单位、内蒙古医科大学教育培训基地、扎兰屯市大学生就业实习基地、中国卫生与健康促进会理事单位。

八、颈复康药业集团赤峰丹龙药业有限公司

颈复康药业集团赤峰丹龙药业有限公司始建于 1962 年，公司现有中药、化药、蒙药、中药饮片在内共有 6 个剂型，195 个品种，13 条生产线。公司核心产品黄芪精颗粒、仙藿补肾合剂、心脑舒颗粒、蒙药冠心七味片、黄连羊肝水蜜丸、血府逐瘀水蜜丸、活血应痛丸等主导产品获市场广泛认可。

九、包头中药有限责任公司

包头中药有限责任公司是包头市东河区辖区企业，内蒙古老字号企业，创建于 1974 年，前身为国营包头中药厂，2004年转制为亿利集团下属企业。经过 40 多年发展，已成为集研发、生产、销售、服务于一体的现代化中药企业。公司是国家高新技术企业、自治区专精特新企业、自治区医药工业协会副会长单位。公司拥有 208 个产品文号，涵盖水丸、蜜丸、滴丸、片剂、喷雾剂等九大剂型。

十、内蒙古黄河制药厂

内蒙古黄河制药厂是一家集中西药研究开发保健品、功能食品、生产、销售为一体的综合性高科技新技术制药企业。

成立于 1989 年。

十一、内蒙古兰太药业有限责任公司

内蒙古兰太药业有限责任公司是中盐内蒙古化工股份有限公司的全资子公司，成立于 2003 年，公司前身为呼和浩特制药厂，始建于 1941 年。主要以"盐藻为主的原料生产、成品研发、生产销售、市场开发、品牌营销为一体的健康产业链"及"以苁蓉益肾颗粒为代表的中药系列品种"是公司产品发展的主导方向，兰太－科信必成新型药物制剂研究开发中心被评为自治区级研究中心。

十二、内蒙古惠丰药业有限公司

内蒙古惠丰药业有限公司是惠丰集团全资子公司之一，位于呼和浩特市金川开发区高科技园区，是一家以生产中药、蒙药为主，生化药为辅的新型综合性制药企业。公司现主要生产片剂、胶囊剂、颗粒剂、糖浆剂、中药饮片（切制、净制、针灸）五个剂型，公司目前生产经营的产品主要有儿科、妇科、心脑血管类、功能性保健食品等。

十三、内蒙古科尔沁药业有限公司

内蒙古科尔沁药业有限公司是从事橡胶膏剂外用药品生产的企业，主要生产橡胶膏剂外用药品。其中获国家中药保护品种的蒙药透骨灵橡胶膏（亚顺额日敦），消肿橡胶膏（哈布德仁－9）是在传统蒙药基础上进行现代成功改造的新品种。

十四、内蒙古蒙利中蒙制药有限责任公司

内蒙古蒙利中蒙制药有限责任公司地处内蒙古乌海市，是内蒙古伊利集团直接控股的中蒙药生产企业，自治区政府已将公司列为"重点扶持企业"，并先后获得"内蒙古自治区科技创新示范企业""质量服务双佳明星企业""全区重点企业科技进步先进单位""年度全区科技先导型企业""乌海市民营科技企业"等多项荣誉称号。公司经营范围包括生产系列中蒙药、生物药、种植药材。

十五、内蒙古凯蒙药业有限公司

内蒙古凯蒙药业有限公司成立于1992年，公司研制开发的三味檀香胶囊，既保持传统蒙药的药理作用，又结合现代工艺和质量标准进行提升，为心血管疾病患者提供安全有效的药物，并荣获《国家重点新产品》《内蒙古自治区科学技术奖》等荣誉。

十六、内蒙古福瑞医疗科技股份有限公司

内蒙古福瑞医疗科技股份有限公司是一家以肝病领域为中心，提供疾病诊断、药物治疗、慢病管理的专业医疗服务平台公司。公司成立于1998年，2010年在创业板上市（福瑞股份SZ300049）。

十七、内蒙古蒙奇药业有限公司

内蒙古蒙奇药业有限公司是一家以中蒙药生产为主的集科研、生产、销售、药材种植为一体的现代化制药企业，公司

建有片剂、硬胶囊剂、颗粒剂三条生产线，公司主营产品为清血八味片。

十八、内蒙古宇航人药业有限责任公司

内蒙古宇航人高技术产业有限责任公司于 1995 年成立，公司将超临界流体技术、生物工程技术、膜分离等高新技术手段应用于沙棘产业。从生态保护种植到产品的深度加工，逐步延长产业链，相继在医药、功能食品、个人护理品、保健食品、沙棘饮品等领域开发并上市了近 200 多个优质产品。宇航人公司自成立起，先后获得国家级荣誉 8 项，省级、市级荣誉近百项。

近年来，内蒙古自治区中蒙成药制药企业发展势头较好，其中内蒙古天奇中蒙制药股份有限公司、内蒙古库伦蒙药股份有限公司、内蒙古蒙药股份有限公司等发展尤为迅速，这些制药企业已成为内蒙古自治区医药工业支柱企业及地方重点工业企业，产品销往全国各地，药品质量及疗效得到广泛认可。

结　语

　　蒙医药学是蒙古族传统医学，是广大蒙古族人民同疾病作斗争总结出来的经验和智慧结晶。如果向上追溯，蒙医蒙药的产生距今已有 2000 多年的历史，在蒙古族崛起之前，蒙古族先民结合草原环境和气候特点发明和运用了许多适合本地区的医疗手法和保健方法。他们长期生活在寒冷的高原气候区及游牧生活中逐渐学会利用各种动植物、矿物等资源医治疾病，形成了蒙医药的基础知识。因此可以说，在蒙古民族产生以前，虽未有"蒙医药"的说法，但历代北方民族积累的医药学经验已经奠定了一个良好的基础。13 世纪成吉思汗一统蒙古各部落后，蒙古汗国和元朝的建立，各民族之间的交流及欧亚大陆往来频繁，蒙医药学在此期间得到了极大的丰富，逐步形成了具有一定医疗理论依据及临床经验的蒙医药文化。这期间关于蒙医药疾病的书籍诸如 18 世纪蒙医药学家伊舍巴拉吉尔的《甘露医理》《甘露临床鉴别论诊疗集》《甘露滴珠》《识药晶鉴》，元朝饮膳太医忽思慧的《饮膳正要》，洛布桑·索勒日哈木的《脉诀概要》《药物识别》等都是这一时期的著作。16 世纪末至 17 世纪初，随着藏传佛教的传播，吸收藏医学、古印度医学及中医学理论的精华，蒙医药在实践中不断融会贯通，形成了以 三根"学说"（赫依、希拉、巴达干）为主的理论基础（即以三根要素的关系来解释人体的生理、病理现象，如果三根失衡，则会产生各种病理变化），使蒙医药学进入了一个新的发展时期。19 世纪著名蒙药学家占布拉·道尔吉撰写的《蒙药正典》（又名《美丽目饰》），共收载蒙医临床常用药物 879 种，附有药物插图 576 张，是在蒙古族医药学史上图文并茂的蒙药经典著作。19 世纪末 20 世纪初，蒙医药学日趋完善,逐步形成了具有鲜明民族特色和地域特色的现代蒙药学。

纵观蒙医药发展的历史我们认为，蒙医药学是蒙古族人民在长期的医疗实践中逐渐形成与发展起来的一门具有鲜明民族特色的医学科学，核心内涵是源于生活在北方草原上的以蒙古族为主体的草原诸游牧民族在长期生产生活中总结的医疗卫生经验，同时在蒙古民族兴起和发展壮大的历史进程中，不断地吸收中原汉地的传统中医药、西域回回医药、藏医学以及印度医学的部分基本理论丰富实践经验，经官方和民间的共同推广和使用，形成了具有完整理论和实践两方面丰富内涵的医学门类——蒙医药学。蒙医药学是祖国传统医学的重要组成部分，是蒙古族传统文化的重要载体，是蒙古族人民在长期生产生活实践中不断总结的智慧结晶，是中华民族传统医学的瑰宝。蒙医药的疗效独特而富有神秘色彩，是一门具有独特理论体系和丰厚临床经验的民族传统医学，是漫长历史岁月中的历史文化积淀。它承载着民族文化的精髓，其中包含民族的产生、发展、变革、认识自然、征服自然、与自然和谐共生等重要的历史文化信息和哲学思想。蒙医药文化历史悠久而辉煌，既是蒙古族宝贵的历史文化遗产，又是祖国医药学宝库中的一颗璀璨明珠。

蒙医药学源远流长、博大精深，经过千百年的发展至今日臻完善，历代名医辈出，目前仍然在不断发展进步之中。蒙医药文化也是北疆文化遗产的重要组成部分，其传承的传统技艺、实物资料，都是珍贵的民族文化遗产，且仍能够在当代社会为健康中国助力，是振兴民族健康产业的重要支柱。千百年来，蒙医药学为蒙古族的繁衍昌盛和防病治病服务，并丰富了祖国医学宝库。今后，要认真不断总结自己的实践经验，并学习和吸收中医学和现代医学之精华，不断丰富和革新自身理论和诊治方法，更广泛地利用自然科学成果，继续发掘蒙医药学遗产，从基础理论到临床实践，进行系统性地整理和研究，使之发展成为具有蒙古族特色的现代化的新医药学。同时，蒙医药又是祖国医药的重要组成部分，对增强民族自信，铸牢中华民族共同体意识，以及发扬中国医药等方面，都具有重要的理论意义和现实意义。

参考文献

一、古籍文献

[1]（西汉）司马迁 . 史记 [M]. 北京：中华书局，2014.

[2]（东汉）班固 . 汉书 [M]. 北京：中华书局，1962.

[3]（梁）萧子显 . 南齐书 [M]. 北京：中华书局，1996.

[4]（晋）陈寿 . 三国志 [M]. 北京：中华书局，1959.

[5]（唐）姚思廉 . 梁书 [M]. 北京：中华书局，1973.

[6]（南朝宋）范晔 . 后汉书 [M]. 北京：中华书局，1965.

[7]（北齐）魏收 . 魏书 [M]. 北京：中华书局，1974.

[8]（唐）李延寿 . 北史 [M]. 北京：中华书局，1974.

[9]（唐）魏徵 . 隋书 [M]. 北京：中华书局，1973.

[10]（后晋）刘昫 . 旧唐书 [M]. 北京：中华书局，1975.

[11]（宋）欧阳修、宋祁 . 新唐书 [M]. 北京：中华书局，1975.

[12]（宋）欧阳修 . 新五代史 [M]. 北京：中华书局，1974.

[13]（宋）叶隆礼. 契丹国志 [M]. 上海：上海古籍出版社，1985.

[14]（宋）薛居正等. 旧五代史 [M]. 北京：中华书局，1976.

[15]（宋）司马光. 资治通鉴 [M]. 北京：中华书局，1956.

[16]（宋）李焘. 续资治通鉴长编 [M]. 北京：中华书局，2004.

[17]（宋）徐梦莘. 三朝北盟会编 [M]. 上海：上海古籍出版社，1987.

[18]（宋）彭大雅著，许全胜校注. 黑鞑事略校注 [M]. 兰州：兰州大学出版社，2014.

[19]（宋）宇文懋昭. 大金国志 [M]. 济南：齐鲁书社，2000.

[20]（宋）陆游. 老学庵笔记 [M]. 北京：中华书局，1979.

[21]（宋）寇宗奭撰，颜正华、常章富、黄幼群点校. 本草衍义 [M]. 北京：人民卫生出版社，1990.

[22]（元）脱脱等. 辽史 [M]. 北京：中华书局，2016.

[23]（元）脱脱等. 宋史 [M]. 北京：中华书局，1977.

[24]（元）脱脱等. 金史 [M]. 北京：中华书局，2020.

[25]（元）马端临. 文献通考 [M]. 北京：中华书局，2011.

[26] 宋岘. 回回药方考释 [M]. 北京：中华书局，2000.

[27]（元）忽思慧. 饮膳正要译注 [M]. 上海：上海古籍出版社，2014.

[28]（元）佚名著，余大钧译注. 蒙古秘史 [M]. 呼和浩特：内蒙古大学出版社，2014.

[29]（元）李志常著，党宝海译注 . 长春真人西游记 [M]. 石家庄：河北人民出版社，2001.

[30]（元）许有壬 . 至正集 [M]. 宣统三年石印本，台北：新文丰出版有限股份公司，1985.

[31]（金）元好问 . 中州集 [M]. 上海：华东师范大学出版社，2014.

[32]（金）张从正 . 儒门事亲 [M]. 沈阳：辽宁科学技术出版社，1997.

[33]（明）陶宗仪等编 . 说郛三种 [M]. 上海：上海古籍出版社，1988.

[34]（明）宋濂 . 元史 [M]. 北京：中华书局，1976.

[35]（明）李时珍 . 本草纲目 [M]. 北京：人民卫生出版社，1975.

[36]（清）赵尔巽 . 清史稿 [M]. 长春：吉林人民出版社，1998.

[37]（清）阿桂 . 盛京通志 [M]. 沈阳：辽海出版社，1997.

[38]（清）昭梿 . 啸亭杂录 [M]. 北京：中华书局，1980.

[39]（清）吴广成撰，龚世俊等校证 . 西夏书事校证 [M]. 兰州：甘肃文化出版社，1995.

[40] 上海师范大学古籍整理研究所编 . 全宋笔记：第 1 编：第 5 册 [M]. 郑州：大象出版社，2003.

[41] 佚名 . 元朝秘史 [M]. 上海：上海古籍出版社，2007.

二、学术著作

[1] 甘肃省博物馆，武威县文化馆 . 武威汉代医简 [M]. 北京：

文物出版社，1975.

[2] 林斡 . 匈奴史 [M]. 呼和浩特 : 内蒙古人民出版社，1977.

[3] 马王堆汉墓帛书整理小组编 . 五十二病方 [M]. 北京 : 文物出版社，1979.

[4] 傅维康 . 医药史话 [M]. 上海 : 上海科学技术出版社，1982.

[5] 萨谦斋 . 重订瑞竹堂经验方 [M]. 北京 : 人民卫生出版社，1982.

[6] 俞慎初 . 中国医学简史 [M]. 福州 : 福建科学技术出版社，1983.

[7] 甄志亚 . 中国医学史 [M]. 上海 : 上海科学技术出版社，1984.

[8] 罗布桑 . 蒙药学 [M]. 北京 : 民族出版社，1989.

[9] 北京大学中国文学史教研室 . 两汉文学史参考资料（下册）[M]. 北京 : 中华书局，1990.

[10] 殷兆峰等主编 . 中国北方少数民族医学史 [M]. 北京 : 人民卫生出版社，1991.

[11] 伊光瑞 . 内蒙古医学史略 [M]. 北京 : 中医古籍出版社，1993.

[12] 安官布，金玉 . 蒙医学概述 [M]. 赤峰 : 内蒙古科学技术出版社，1995.

[13] 包占宏，包春丽，包金山 . 包氏祖传蒙医整骨学 [M]. 呼和浩特 : 远方出版社，1996.

[14] 巴·吉格木德著，曹都译.蒙古医学简史 [M].呼和浩特：内蒙古教育出版社，1997.

[15] 傅景华点校.黄帝内经·灵枢 [M].北京：中医古籍出版社，1997.

[16] 奇太宝，色仁那木吉拉.蒙古医学经典丛书.正骨学 [M].呼和浩特：内蒙古人民出版社，1999.

[17] 李经纬，林昭庚.中国医学通史（古代卷）[M].北京：人民卫生出版社，2000.

[18] 内蒙古自治区文物考古研究所，鄂尔多斯博物馆.朱开沟——青铜时代早期遗址发掘报告 [M].北京：文物出版社，2000.

[19] 孟广耀.蒙古民族通史（第 1 卷）[M].呼和浩特：内蒙古大学出版社，2002.

[20] 廖育群.阿输吠陀：印度的传统医学 [M].沈阳：辽宁教育出版社，2002.

[21] 张秀华.蒙古族生活掠影 [M].沈阳：沈阳出版社，2002.

[22] 琪格其图.现代蒙医学 [M].沈阳：辽宁民族出版社，2002.

[23] 巴·吉格木德.蒙医学史与文献研究 [M].沈阳：辽宁民族出版社，2004.

[24] 旺钦扎布.蒙古族正骨学 [M].沈阳：辽宁民族出版社，2005.

[25] 郭·道布清，图门巴雅尔.蒙古族传统疗法学 [M].沈阳：辽宁民族出版社，2005.

[26] 苏和，布仁达来. 国家中药管理局民族医药文献整理丛书·蒙医文献学 [M]. 呼和浩特：内蒙古人民出版社，2006.

[27] 何天佐. 蒙古族伤科何天佐 [M]. 北京：人民卫生出版社，2008.

[28] 许维遹著，梁运华整理. 吕氏春秋集释 [M]. 北京：中华书局，2009.

[29] 山东中医学院，河北医学院. 黄帝内经素问校释（上册）[M]. 北京：人民卫生出版社，2009.

[30] 阿古拉. 蒙医药学 [M]. 呼和浩特：内蒙古教育出版社，2010.

[31] 顾亚丽. 辽史边缘 [M]. 呼和浩特：内蒙古人民出版社，2013.

[32] 蒙和巴图，博·那顺. 蒙古民族哲学及社会思想史 [M]. 呼和浩特：内蒙古人民出版社，2016.

[33] 奥·乌力吉. 蒙医药学概要 [M]. 赤峰：内蒙古科学技术出版社，2017.

[34] 马继兴. 敦煌医药文献辑校 [M]. 南京：江苏古籍出版社，1998.

[35] 白长明. 蒙医药机构史略 [M]. 赤峰：内蒙古科学技术出版社，2018.

[36] 阿古拉主编，吴七柱、木日根吉雅、朝鲁门副主编. 蒙医药学研究 [M]. 呼和浩特：内蒙古科学技术出版社，2018.

[37] 何天明. 中国古代北方民族史·乌桓卷 [M]. 北京：科学出

版社，2021.

[38][波斯]拉施特著，余大钧，周建奇译.史集[M].北京：商务印书馆，1983.

[39][英]马林诺夫斯基著，李安宅译.巫术科学宗教与神话[M].北京：中国民间文艺出版社，1986.

[40]俄罗斯科学院东方研究所圣彼得堡分所，中国社会科学院民族研究所.俄藏黑水城文献：第4册[M].上海：上海古籍出版社，1996.

[41][意]马可·波罗著，梁生智译.马可·波罗游记[M].北京：中国文史出版社，1998.

[42][意]柏朗·嘉宾著，耿昇，何高济译.柏朗嘉宾蒙古行纪·鲁布鲁克东行纪[M]，北京：中华书局，2013年.

三、期刊论文

[1]刘中申.钩吻的本草学研究[J]，中医药学报，1984(5).

[2]巴·吉格木德.蒙医学古典著作考略[J].中国医药学报,1988(1).

[3]漆浩.对《饮膳正要》所引部分药物产地的考证[J].内蒙古中医药,1989(3).

[4]刘迎胜.《回回药方》与中国穆斯林医药学[J].新疆社会科学,1990(3).

[5]王丽梅，等.《蒙古秘史》中的医学史料[J].中华医史杂志,1993(3).

[6]黄斌，先静《本草品汇精要》引《饮膳正要》内容的再考订[J].

基层中药杂志,1994(3).

[7] 佟德富,苏鲁格.略论蒙古萨满教的起源与发展 [J].中央民族大学学报,1994(5).

[8]杨晓春.蒙·元时期马奶酒考[J].西北民族研究,1999 年(1).

[9] 博·阿古拉,萨仁图雅.蒙古族原始萨满医术考 [J].中华医史杂志,1999(1).

[10] 色音.萨满教与北方少数民族占卜习俗 [J].西域研究,2001(2).

[11] 陈高华.元代的医疗习俗 [J].浙江学刊,2001(4).

[12] 王景泽.清朝的黄教政策与蒙古社会 [J].东北师大学报.2002(1).

[13] 唐吉思.藏传佛教对蒙古族民间宗教的影响 [J].西北民族学院学报,2002(4).

[14]崔晓飞.《饮膳正要》学术思想浅谈[J].国医论坛,2002(5).

[15] 阿古拉.蒙医药学特点及发展思路 [J].中国民族医药杂志,2010(7).

[16] 韩茂莉.历史时期草原民族游牧方式初探 [J].中国经济史研究,2003(4).

[17] 图雅,韩七十三.蒙医药事业发展概况 [J].时珍国医国药,2003(11).

[18]刘圆,尚远宏,刘超.蒙药的历史与研究现状、发展前景[J].西南民族大学学报,2006(2).

[19] 宝音图 , 呼格吉乐巴图 , 包迎春 . "霍尔蒙古灸"考 [J]. 中华医史杂志 ,2006(2).

[20] 任存霞 .《饮膳正要》的中蒙医学术思想研究 [J]. 中国民族医药杂志 ,2007(1).

[21] 周桂坤 , 关金凤 . 蒙药的历史渊源、研究现状及展望 [J]. 中国民族民间医药杂志 ,2007(1).

[22] 巴·吉格木德 . 蒙医药学史概述——四个发展阶段 [J]. 中国民族医药杂志 ,2007(1).

[23] 诸国本 . 民族医药作为非物质文化遗产加以保护的重要意义 [J]. 中国民族医药杂志 ,2007(7).

[24] 都格尔 . 蒙医理论的系统自然观 [J]. 中国民族医药杂志 ,2007(9).

[25] 乌仁其其格 . 蒙古族传统整骨术的医学人类学解读 [J]. 内蒙古民族大学学报 ,2008(5).

[26] 乌仁其其格 . 多元医疗模式与人类健康——当代蒙古族医疗选择多样性的医学人类学考察 [J]. 中央民族大学学报 ,2009(1).

[27] 努恩达古拉 . 浅谈蒙药现代化发展的思路 [J]. 中国民族医药杂志 ,2009(8).

[28] 白长喜 . 关于蒙医药现代化研究的思路和方法 [J]. 中国民族医药杂志 ,2010(7).

[29] 邓春生 , 张宏伟 . 论藏医药文化的传承与发展 [J]. 云南民族大学学报 ,2010(3).

[30] 吕振兰 , 王雨梅 , 孙鑫鑫 . 蒙药产业化发展浅析 [J]. 中国

民族医药杂志,2010(12).

[31] 赵小明. 略论西夏的占卜信仰 [J]. 青海民族大学学报,2013(4).

[32] 闫慧茜,甄艳. 蒙医教育发展史略 (1947-1977)[J]. 中华医史杂志,2017(2).

[33] 杨富学,张田芳. 回鹘文《针灸图》及其与敦煌针灸文献之关联 [J]. 中医药文化,2018(2).

[34] 罗文章. 奋力推进健康中国建设 [J]. 红旗文稿,2019(16).

[35] 肖圣鹏,崔友平. 坚定中医药自信发展中医药事业 [J]. 红旗文稿,2019(16).

[36] 康建国,韩风雨. 蒙古弘吉剌部"三皇"祭祀与医药文化交流 [J]. 地方文化研究,2020(4).

[37] 李月新. 辽代医药及相关问题述论 [J]. 赤峰学院学报,2020(5).

[38] 张敏,佘广宇. 金代医药述论 [J]. 赤峰学院学报,2020(6).

ᠮᠣᠩᠭᠣᠯ ᠤᠨ ᠨᠡᠶᠢᠭᠡᠮ ᠤᠨ ᠤᠬᠠᠭᠠᠨ ᠤ ᠬᠦᠷᠢᠶᠡᠯᠡᠩ

内蒙古社会科学院

内社院通〔2019〕29 号　　　　　　　签发人：李春林

内蒙古自治区社会科学院与内蒙古天奇蒙药集团
联合攻关重大课题蒙医药社科类研究工程
一期招标课题立项通知

　　为推进蒙医药社科类研究，内蒙古自治区社会科学院与内蒙古天奇蒙药集团有限公司联合设立并实施了重大课题"蒙医药社科类研究工程"，2019 年 6 月 30 日，蒙医药项目办公室面向全社会发布了蒙医药一期工程招标启事，经过专家评审，现将一期工程立项课题向社会公布。（见附件）

　　　　　　　　　　　　　　　　　内蒙古自治区社会科学院
　　　　　　　　　　　　　　　　　　2019 年 10 月 19 日

蒙医药社科类研究工程一期立项课题一览表

项目编号	项目类别	课题名称	主持人	成果形式	主持人所在单位
MYY2019001-01	委托课题	蒙医药古籍文献整理与研究	康建国	报告\著作	内蒙古社会科学院
MYY2019001-02	委托课题	中国蒙医药发展史	翟禹	著作	内蒙古社会科学院
MYY2019001-03	协作课题	蒙医药社科类研究成果整理与前瞻	刘春子	报告\论文	内蒙古社会科学院
MYY2019001-04	协作课题	蒙医药文化研究成果整理与前瞻	乌兰图雅	报告\论文	内蒙古社会科学院
MYY2019001-05	协作课题	蒙医药企业文化建设现状与对策研究	韩风雨 王鑫 寇卫国 王春志	报告\论文	内蒙古天奇蒙药集团有限公司 内蒙古蒙药股份有限公司
MYY2019001-06	协作课题	鄂尔多斯地区蒙医药非物质文化遗产和馆藏文物整理与研究	甄自明	报告\论文	鄂尔多斯博物馆
MYY2019001-07	协作课题	新疆蒙医药传承与发展状况调查研究	樊志强	报告\论文	中国社会科学院中国历史研究院中国边疆研究所、塔里木大学历史与哲学学院
MYY2019001-08	协作课题	蒙古及北方民族医药与卫生健康史料整理与研究——以鲜卑、乌桓、女真、契丹为重点	李月新	报告\论文	赤峰学院历史文化学院
MYY2019001-09	协作课题	元代民族医药史料整理与研究	张敏	报告\论文	赤峰学院历史文化学院
MYY2019001-10	协作课题	蒙医药养生类产品的历史与现状研究	赵丽丽	报告\论文	赤峰学院经济管理学院
MYY2019001-11	招标课题	内蒙古文博机构现存蒙医药文物整理研究	杨国华	报告\论文	内蒙古博物院
MYY2019001-12	招标课题	蒙医药医学理论总结梳理研究	李慧	报告\论文	内蒙古自治区综合疾病预防控制中心
MYY2019001-13	招标课题	蒙药工厂化品种的历史研究综述	白阿拉坦高娃 于秀玲	报告\论文	赤峰学院 内蒙古天奇蒙药集团
MYY2019001-14	招标课题	蒙医药古籍文献整理与研究——以内蒙古社科院图书馆藏医药文献为例	萨其楞桂	报告\论文	内蒙古社会科学院

内蒙古自治区社会科学院

内蒙古自治区社会科学院与内蒙古天奇蒙药集团
联合攻关重大课题蒙医药社科类研究工程
二期招标课题立项通知

　　为推进蒙医药社科类研究，内蒙古自治区社会科学院与内蒙古天奇蒙药集团有限公司联合设立并实施了重大课题"蒙医药社科类研究工程"，2020年12月14日，蒙医药项目办公室面向全社会发布了蒙医药二期工程招标启事，经过项目组评审，确定二期工程立项课题10项。（名单见附件）

　　说明：1.项目进度与研究重点要按工程办公室要求完成；

　　　　　2.协作课题需项目主持人与工程办公室签订合作

　　　　　　协议，并按协议完成；

　　　　　3.项目自立项之日起6个月内完成，逾期自动撤项。

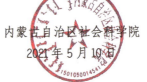

内蒙古自治区社会科学院

2021年5月10日

附件：

蒙医药社科类研究工程二期立项课题一览表

项目编号	项目类别	课题名称	主持人	主持人所在单位
MYY2021001-01	委托课题	蒙医药行业发展现状与未来形势分析	韩凤雨 康建国	内蒙古天奇蒙药集团有限公司 内蒙古自治区社会科学院
MYY2021001-02	委托课题	明清蒙医药文化研究	魏曙光	沈阳师范大学
MYY2021001-03	招标课题	历代蒙医药多语种文献的收集、整理与研究	孟和 乌力吉	内蒙古民族大学
MYY2021001-04	招标课题	元代蒙医药发展史	朱翠翠	金陵科技学院
MYY2021001-05	招标课题	河套地区蒙医药文化遗产资源调查与研究	甄自明 马海燕	鄂尔多斯博物馆
MYY2021001-06	协作课题	蒙医药学科与教育发展现状	齐建萍 田蕾	赤峰学院
MYY2021001-07	协作课题	库伦旗蒙医药发展史及现状调查	其合力嘎	内蒙古民族大学附属医院
MYY2021001-08	协作课题	国际发展需求下的蒙医药学翻译人才培养研究	刘丹	内蒙古民族大学
MYY2021001-09	协作课题	历代蒙医药多语种文献的收集、整理与研究	包金荣	内蒙古医科大学蒙医药学院
MYY2021001-10	协作课题	历代蒙医药多语种文献的收集、整理与研究	高岩	内蒙古医科大学

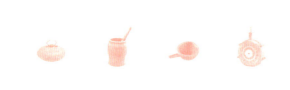

后　记

　　2019年10月22日，内蒙古自治区社会科学院与内蒙天奇蒙药集团有限公司联合公关重大课题"蒙医药社科类研究工程"正式启动。工程由内蒙天奇蒙药集团有限公司提供资金支持，由内蒙古自治区社会院康建国研究员组建科研团队开展有关蒙医药社科领域研究工作。《蒙医药文化发展史》一书，是"蒙医药社科类研究工程"第一期标志性研究成果。

　　2023年内蒙古自治区社会科学院北疆文化研究中心成立，鉴于该工程是北疆文化研究的重要领域，因此将该工程列入中心工作。《蒙医药文化发展史》是在吸收了第一期工程第一、二批研究课题成果基础上完成的（课题研究情况见附件），内蒙天奇蒙药集团有限公司总裁佘广宇担任主编，内蒙古自治区社会科学院康建国研究员、翟禹研究员，内蒙天奇蒙药集团有限公司执行总裁韩风雨担任副主编。内蒙古自治区社会科学院等多各单位的学者参与了编写工作。其中内蒙古自治区社会科学院翟禹、康建国；赤峰学院历史文化学院张敏、李月新作为主要撰稿人参与本书写作，翟禹统筹全书写作，并完成统稿工作。内蒙古博物院杨国华、赤峰博物馆黄文博、鄂尔多斯考古研究院甄自明、包头博物馆杨建林参与了部分写作，并提供了图片。

有关蒙医药的研究，学术界往往都是在自然科学医药领域开展的，用历史文化学的方法，整理和再现蒙药发展史，是我们在该领域的一次尝试，由于学科交叉，在很多方面可能还不成熟、不完善，也可能会有认识上的错误，挂一漏万更是在所难免。我们期待学界关注、批评的同时，能给予鼓励，我们将在这方面继续努力，用更好的成果回馈社会。

"蒙医药社科类研究工程"课题组

2024 年 12 月 1 日